這樣吃，
人生大混亂！

Was essen wir eigentlich?

你從來不知道的食物力

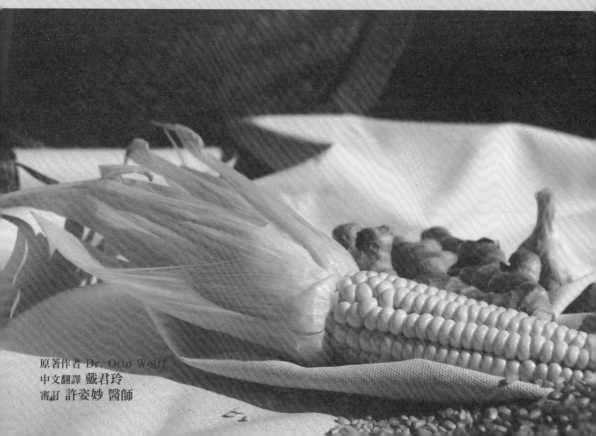

原著作者 Dr. Otto Wolff
中文翻譯 戴君玲
審訂 許姿妙 醫師

關於本書

營養方面的科學研究造成了食物生產逐漸工業化，這使大家越來越不確定究竟哪一種食物才是真的健康。我們擁有大量的資訊，但工業化的生產過程卻使食物漸漸喪失其最根本的性質。

作者奧托・沃爾夫（Otto Wolff）試圖讓消費者對食物形成自己的看法。他以司理修（Angelus Silesius）所提出的原則來引導讀者：「麵包不餵養我們；真正在麵包中餵養我們的，是神永恆的話語、生命與靈性。」沃爾夫博士讓我們知道，餵養我們的並不是物質本身，真正餵養我們的，是食物裡面的生命力。生命是由光轉化而來的這種知識，在現代農業中已經全然喪失。但若我們能重新以這種方式看待食物，如同生機互動農業(biodynamic agriculture)所做的那樣，那將幫助我們對食物品質有真正的認識與理解。

本書廣受好評，並已被翻譯成九種語言出版。

關於作者

　　奧托‧沃爾夫博士(Dr. Otto Wolff)於1921年出生於德國東北西利西亞區的格拉茲(Glatz, Silesia)。他習醫後在醫院擔任醫師，興趣為生物化學，而後離開醫院擔任執業醫師與校醫。後數年他致力於研究工作與新藥物研發。在人智醫學領域著作等身，包括權威作品《人智醫學及其療癒方法》（Anthroposophic Approach to Medicine）三冊。2003年於瑞士阿勒斯海姆（Arlesheim）逝世。

目錄

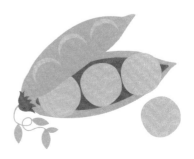

中文版審訂者序

　　人智醫學是一門博大精深又非常生活化的醫學，但對初學者而言，卻常有艱澀難懂想要換一個腦袋來學習的感覺。而本書則是給人智醫學入門者最好的禮物，不但精簡易懂非常實用，並且對現代文明病及台灣最近頻發的食安風暴著實有當頭棒喝的作用。

　　本書作者奧托·沃爾夫的著作範圍很廣泛，包括為醫生寫的非常專業的「生化醫學」、「人智醫學及其療癒方法」…等，及為民眾寫的淺顯易懂的保健叢書像「糖——嗜吃甜食」、「家庭常備良藥」…等，其一生所做的努力為世界貢獻良多，其嫡傳弟子達芙內·博赫醫師譽之為二十世紀最後一位天才。我個人則在閱讀奧托·沃爾夫醫師的多本著作時每每讚嘆不已，深深佩服這位醫師對人與大自然的理解是如此透徹。

　　本書譯自英文版本，但經由達芙內·博赫醫師再加入以前沃爾夫醫師演講的相關內容摘錄，使得本書內容更加豐富，且與原英文版本不盡相同，在此特別說明。

許姿妙

2014.1.21

再版序

本書自首次出版到現今已有十五年了，它的內容 —— 如今看來 —— 從未像今天那樣具有現實意義。當時書中就曾警告人們要提防那些錯誤飲食可能帶來的危險，遺憾的是，在現今那些高度文明的國家，這些危險狀況出現的越來越頻繁了。人們的身體，尤其是年輕人的身體存在著生命力越來越衰弱的趨勢。這一點，人們可以從那些急劇增多的疾病中得知，比如：慢性疲勞症候群、一再爆發的長久持續性傳染病、倦怠綜合症、日益增多的不孕症以及免疫系統衰弱。這一切還不僅僅局限在身體方面，人們在心理層面也變得較之前更加虛弱和缺乏抵抗力了。出現在醫生的綜合門診間裡的病患，其中有高達20%的病人正遭受憂鬱的困擾 —— 這一趨勢還在持續攀升中。人們普遍失去了生活的方向 —— 這也是關係到生命意義的問題 —— 而且，這一現象仍在四處蔓延中。

究竟什麼可以使人們重新獲取生命力和光呢？那便是本身就包含有生命力和光的物體，而這是與充滿生命力之飲食息息相關。

奧托‧沃爾夫以明白易懂的方式向人們闡述，就健康的飲食而言，重要的不是人們所食用的物質本身，而在於這些物質所包含的**力量** —— 那正是生命力和光。因為植物自己首先吸收了太陽的光，並把這些光轉變為生命力，之後，植物的物質中便蘊藏了這一生命力。一

旦人們食用了這樣的植物，這些生命力和光就會在人們的體內重新被釋放出來。這一觀念是那麼的簡單易懂，它對於人實際日常生活來說，又是那麼的重要。而在本書裡，作者藉由許多個別且具體的例子，針對這一飲食概念作了詳盡的描述。

在此次新版中，除了對一些章節做了補充之外，還增添了一些新的內容，比如說：針對「酒精」這一議題進行了更多詳細的闡述。所有的新增內容都是摘自於作者早期所作之演講，以此來確保本書總體思路的一致性。只有很少的部分，為了符合當下實情，做了少許更改。在本書中，作者運用其一貫的幽默手法以及清楚易記的語言，使得讀者對本書產生極大興趣，並且與作者達成共鳴，此外，本書也非常具有啟發意義。

2012年復活節之際寫於巴塞爾（瑞士）

達芙內‧博赫醫師 Dr. Daphne von Boch

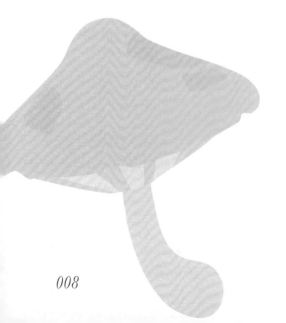

✕ 序

　　一個人一旦開始思索自己所吃的食物，便會發現這個領域內存在著數不清的矛盾，而且這些矛盾比其他科學領域都還來得多。舉例來說，我們都知道在太平時期的文明國家裡，食物總是豐饒至極，許多人因而認定，我們的營養比過去任何時期都還要好。不過，另外也有人堅持，我們食物提升的層面只在食物的量，食物的品質反而比過去更差了，我們因而應該回復到原始的營養。但那究竟是指什麼樣的營養呢？有些人認為是吃肉，有些人則認為是吃麵包。那麼，又是哪種肉類、哪種麵包呢？有些人覺得：很明顯啊！只有全穀類的麵包才是真正的麵包；但另一批人又嚴正警告只能吃白麵包，才不會引發消化方面的問題；又有些人提倡：「不吃麵包的生活」（Life Without Bread），就如某書標題所提倡的那樣。

　　有些人相信，只有生食才算健康飲食。他們的說法是，動物從不烹煮或炒炸他們的食物。不過其他人則反駁，烹煮能讓食物更容易消化，生食則往往難以下嚥。至於我們使用的油，也有各種互相衝突的意見。奶油跟人造奶油，到底哪一種比較好、哪一種該避免使用？還有其他各類主題，種種意見持續爭議不休，例子不勝枚舉。但問題是，到底誰是對的？

現代人要證據。然而現況卻很詭譎，因為每種觀點的宣傳者都可以提出「證據」，這些證據通常來自親身經歷。他們說先前患病多年，而自從改變了營養攝取後，他們的病便好了；顯然，結論就是：只要每個人也跟他們採取一樣的飲食，所有人都會變得健康。我們沒有理由去質疑別人的親身經驗，但問題在於，其他人是否真的也都會有相同的反應？

當然在營養學的領域裡，一直有許多科學研究。我們知道一個人一天需要多少的卡路里、多少的維他命、蛋白質、脂肪等等。然而，很重要的是，這些科學研究永遠都沒有盡頭，永遠都會有「新觀點」出爐，立刻散播全球，而那些「舊觀念」，就完全「過了時」。

在科學研究開始之初，大家普遍相信，穀類中只有澱粉才能提供營養，穀類的外殼層無法消化，因而被視為是沒有用處的粗纖維。現在的觀點則認為，這類粗纖維對完善的消化過程絕對必要。也不過幾年以前，大家還認為只有蔬菜油是健康的油，所有動物油都應盡可能去除。而後，人們開始了解到深海魚類（如鯖魚）的油脂含有許多珍貴成分，像是能預防心臟病發作。魚油絕對不是蔬菜油。也常聽見某種科學觀點說，人必須攝取特定的「必需胺基酸」，這些成分主要在肉類中才有，因而素食者對這類胺基酸的攝取會不足。但另一方面許多研究卻顯示，素食者並未出現任何營養缺乏的現象，長期下來甚至還更加健康。這絕不是說科學研究結果是錯的！但這些結果往往只是理論，或者說很片面，且受許多其他不易控制的因素所影響。

那應該怎麼辦呢？把每一種建議都嘗試一遍？那些看起來令人起疑的作法就算了？美國幽默學家馬克吐溫（1835~1910）了解這種困境，他曾寫道：最安全的食物——就是攝取適量的水。在今天，這個說法也不全然正確了。世界上許多地方的飲用水根本不能喝，因為添加了過多的氯，再不然就是殺蟲劑和其他農業肥料流入水源，又或者水已然經過多次的民生使用或工業循環。所以，水不再是絕對「安全」的食物了。就連我們現今使用的「淨水處理」都有問題，淨水的過程或許能移除掉多數毒害物質，但卻無法將水還原回其原先的目的，也就是成為生命最基本的載體。居住在乾旱地區的人最深知這點——沒有水，就沒有生命。但問題是，若相較於新鮮的泉水，這些經錯誤方式處理、卻又提供給許許多多人作為他們唯一飲用來源的水，究竟還能不能承載生命呢？今天就連從天空降下的雨水都有問題，也就是我們所熟知的「酸雨」。

　　要如何了解所有這些對立的觀點，然後得到**自己的判斷**呢？成功的故事和科學研究結果或許都真的正確，卻仍可能未能掌握到了重點。

　　這些矛盾，呈現出今日生活的根本問題。大量的細節被發現，大家能去測量、去改變這些細節，可是卻仍無法辨認事物的本質，甚至連看也看不見。論到營養時，根本的問題來了：人究竟為什麼需要吃？為什麼當人沒有食物時就會死亡？為什麼人不能只靠吃水、鹽巴、石頭或木頭就活下來？

過去的人有很精準的直覺，他們稱食物為「生命的媒介」——在德文裡「食物」一詞Lebensmittel的字面意思就是「生命的媒介」。——意思就是說，人透過吃所獲取到的東西就是**生命**。很顯然，石頭、木頭以及鹽巴當中沒有生命，這也是為什麼人無法只吃這些東西就得到生命。當然，總是有一些例外的，例如蛀蟲就靠木頭維生，對蛀蟲而言木頭就是生命媒介，但對人類來說則不是。基本上，我們可以這樣說：

　　只有包含生命的，才能稱作食物。

　　對現代人而言，這段話可能很新鮮，不過它其實是老觀念了。司理修（Angelus Silesius，1624－1677）曾寫道：

　　麵包不餵養我們；麵包裡面真正餵養我們的，是神永恆的話語、生命與靈性。

　　Das Brot ernährt uns nicht; was uns in Brote speist Ist Gottes ewiges Wort, ist Leben und ist Geist.

　　（很有可能，原詩中的「話語」指的是「光」，但在當時，似乎使用大家普遍熟知的「神的話語」一詞會更「恰當」。「光」一詞，顯然會更貼切。[*]）

　　司理修想要說明，餵養我們的並不是物理性的物質，而是其中的

---

[*] 德文中的”nicht”一字表否定，與「光」（Licht）押韻，反而沒有跟「話語」（Wort）一字押韻。

「內容」。真正關鍵的是生命的力量——那是生命、是靈性。

對現代人而言，說我們吃麵包是在吃神的話語與靈性，這聽起來實在像是某種異端。現今的人真的知道什麼是「生命」或「靈性」嗎？但這兩條線索卻比我們今天所知的許多細節，涵蓋更多的智慧。從古一直到我們的「當代」，每個人都知道食物是上天的恩賜，隨意丟棄食物是有罪的。但如今這卻發生在數以噸計的食物上。以前剩菜和廚餘會被拿去餵豬或製成堆肥，食物從來不會被「下架」，但這在今天卻是摧毀大量食物的美化說詞。

隨著科學研究的進展，對生命的研究重點已經不再是力量，而是物質，也就是說，只注重其「包裝」而已。生命是一種力量的特殊形式，只能與某些特定的物質連結在一起。

當人們再也看不見食物究竟是什麼時，他們將生命媒介這一個字，替換成營養一字（德文裡這個字叫做Nahrungsmittel，意思是「營養的媒介」。）這裡要做一點修正，因為並非我們吃的所有東西都包含生命，舉例來講，鹽就不提供生命，但卻帶有更高的目的，我們後面會再談（見第57頁）。無法被消化的粗纖維也不包含生命，因此無法餵養我們，但它卻有維持生命的功能。

第三種類別是**興奮食品**（德文的字是Genussmittel，字面意思是「享樂的媒介」），既不能餵養我們，也沒有使人維持生命的必要功能。這種食品就只是用來享樂的，而且通常對生命有破壞性的效果。

最普遍的興奮食品包括咖啡、茶、酒、菸草和糖。

因此，食物給予的是生命。現今人們會認為，人無法真的以力量的形式抓住生命本身。這也就是為什麼包裝上會告訴我們有多少卡路里在食物裡頭，如100毫升的牛奶含多少卡路里。卡路里數字告訴我們，燃燒上述物質會產生多少的熱（另一個較新的詞「焦耳」則是另一種不同的計量單位），也因此人們談食物時會談它的「卡路里價值」（卡路里＝產生的熱能）或「內含熱量」。這某個程度而言是有用的，但卻沒掌握真正的重點。這都只是一些科技領域的詞彙而已，而且也只有對這些領域而言才有意義。但是，食物真正重要的不是物質中含多少卡路里價值，而是當中含有的生命。汽油、蠟、煤油等等東西都有極高的熱量和卡路里價值，但它們卻沒有因此而成為食物。列出一堆碳水化合物、脂肪、蛋白質、礦物質、維他命等含量，實在不是什麼好方法，根本沒告訴我們多少事情，因為完全沒抓到根本——生命。

什麼食物裡面有很多的生命呢？生命無法像卡路里那樣測量，因此就只能從生命本身出發。

未出生的嬰孩從母親得到生命。一旦被生下來，母親便會繼續提供乳汁，是最理想的食物。到了大約六個月大時，就會逐漸加入水果、穀類、牛奶等等食物，所有這些食物都含有生命。但牛又是從哪裡得到生命的？從牠自己的食物而來：植物。因為牛是絕對的素食

者。很有意思的是，其實人在最古老的時代裡，只吃非肉食性動物的肉！我們會想：這是為什麼呢？牛取得的生命來自植物；但貓取得的生命卻是來自草食性的老鼠。要了解這個問題，我們必須先知道，只有植物才真的能夠製造**新的**生命，動物再從植物取得生命。吃動物的肉是直接攝取動物的生命，但這個生命卻是間接從植物而來。我們或許可以這樣形容，這代表著動物裡的生命其實是「二手的」。動物無法從牠自己擁有生命，只能從植物中攝取而來，而植物的生命則又是由太陽光而來。而「神的靈性」存在於太陽光裡，就如古時候的人所感受的那樣。存在於植物中的是濃縮了的生命力。而在動物體內，這一生命力被轉換過來（即：形變了），以便隨時可供這種動物的各種知覺（現在轉化為<u>內在</u>的光）所使用；直到這一生命力被慢慢消耗殆盡。如果吃進那些以掠食動物維生、本身屬肉食性動物的肉，那的確有吃進食物、吃進營養，但就吃不到什麼生命了。因為來自太陽光的生命，經過光→植物→動物→動物→人的程序，就逐漸減少了。這不是什麼理論，但卻有實質上的重要性。而唯一可能的結論是，素食當中有最多的生命力。

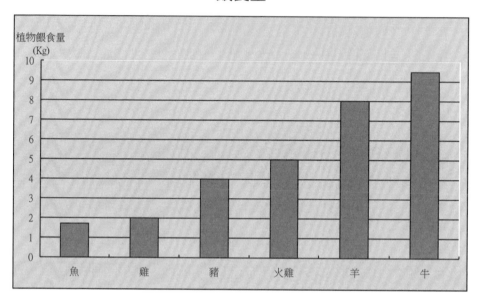

餵養量

上圖便顯示這種情況。這個圖說明,每生產1公斤肉品所需的食物量(植物),以每公斤為一單位來表示。舉例而言,要生產1公斤牛肉,需要耗費9.5公斤的穀類量,但生產1公斤的雞肉卻只需約2公斤的穀類即可。動物顯露出越多的知覺活動,那麼便會同時消耗越多的生命力。要解決世界糧食的問題,這些資料非常有用。假若將那些因吃牛、吃豬而需要種植飼料的土地,都改種穀類與蔬菜以供人類食用,那麼全世界就應該會有足夠的糧食。

一般而言,蔬菜內含有的生命比肉多非常多。但是,肉也有其角色與正當性,這我們之後會有更多的討論。

我們已經瞭解，植物是從陽光中獲得其生命力的。這種光還必須能夠重新從植物中被釋放出來。而且事實也即如此。當人們點燃一些乾燥的植物時，人們可以體驗到，植物的火焰中再現了那些光，以及太陽的熱能，而這些早已蘊藏於植物體內。所以，只有那些曾經有過生命力的物質，也就是說，包含有光和熱能的物質，才可能被點燃。人們無法點燃石頭。相反的，石油可以被點燃，因為石油可是曾經具備生命力的。

不僅外部自然界是如此，而且動物和人類的身體裡也是這樣運作的。那些被吃下去的食物，首先在身體裡燃燒轉化，也即是說，「使之氧化」。如此一來，熱能——人們是可以直接感受到那份溫暖的——和光便被重新釋出。而這種光現在是以一種內在的光（亦即：知覺）的形式呈現出來。正如前文所述，知覺活動將使得生命力越來越少，也就是說，生命力會於其間慢慢地消耗掉。

生命從哪裡來？

如前所述，牛從植物獲取牠們的生命、生命力。這個原則適用於所有動物，所以動物被稱為「異營」生物，意思就是「透過吃他者來維持生命」。然而，植物又是從何處得到生命的呢？植物被稱為「自營」生物，意思就是「自己餵養自己」。當然，這是一種誤導，植物並非從自身獲取生命，而是從其他地方、或他者身上得來的。

我們今天從小就被教導說，植物是倚靠氮、磷、鉀而生，就如同動物仰賴植物而得以生存一樣。然而，這裡面其實有錯誤。動物取得的生命，是來自植物的生命。生命本身就是一種力量（force），而且只在有限的一段時間內才與物質連結。植物無法從死掉的物質如氮、磷、鉀，獲得「生命」，因為這些物質完全是死的。

簡單的觀察就可以看出，光才是植物最重要的東西。光也是一種力量，就如生命一樣。只要植物是綠色的，就有能力直接吸收光。這已經被徹底研究過了，大家都知道植物透過葉綠素的協助吸收光，而能透過水和空氣中的二氧化碳製造出碳水化合物（醣類）。碳水化合物就是組成植物體的物質，生命就在當中活動。然而，一旦這種光不復存在，植物便會停止製造碳水化合物。因此生命來自於太陽光。換句話說：

生命就是轉化過的光。

也就是說：當光照射在無生命的物體上，比如說一塊石頭，光會轉換為熱能。而當光投射在一片葉子上時，它則會轉化為生命力。

問題是，為什麼前面提到的那些礦物質肥料會那麼重要呢？生命是世界上最普及的東西，這也是為何它需要不同的物質或載體來連結，水就是其中一種主要的生命載體。然而，「活水」又更不一樣。在古代，人會很清楚地去區分一般的水和活水。舉例來說，活的植物汁液（或還有活性的植物汁液）裡含鉀，因為鉀這個元素的每一種性質都「屬於」水。水，在植物所製造的碳水化合物中得到了生命。碳水化合物，意思就是「碳與水的合成物」，其名稱就是最精確的描述。

和鉀一樣，植物也同樣需要磷來協助植物的運作。磷本身並不會變成活的碳水化合物的一部分，但沒有它，植物將無法製造碳水化合物，也無法進行碳水化合物的代謝。這同樣也發生在氮與蛋白質的關係上。（蛋白質由氮與碳水化合物所組成。）當然，沒有任何植物是全部由碳水化合物組成的，還是需要有少量的蛋白質。不過，蛋白質只有在動物和人類裡才真的具有重要性。有一些植物可以從空氣中攝取氮（綠肥）。不然植物就要以動物的排泄物作為肥料，因為排泄物當中含有有機形式的氮。

假若給植物施加大量的鉀鹽，那麼植物便要吸收大量的水分。但是，這樣並不會增加植物中的生命力含量。植物隨著鉀鹽所吸收的水，都只是死水。這是因為生命是一種力量，跟水不同，力量無法以重量去測量出來。而大家卻以為重量較重的食物，品質就會比較好。氮的情形也是一樣。有機氮可以從動物糞便中取得，因而維持生命的循環。人工合成的肥料裡含有的是硝酸鹽形式的氮，很容易溶解，也因此容易被植物吸收；而植物也就真的被迫吸收它，因而造成了硝酸鹽的殘留。這些殘留問題嚴重，因為硝酸鹽殘留可能轉變為有毒性並會致癌的亞硝胺。在某種程度上，這些物質可溶解的特性反而會迫使植物非吸收它們不可。倘若我們可以用正確的方式處理和轉變這些物質，讓它進行代謝，結果就會全然不同了。順帶一提的是，使用這些處理方式錯誤或靜置儲存的動物糞便來當成肥料，可能跟使用人工合成肥料一樣糟糕，甚至還更不好。

　　肥料與動物糞便只是提供植物一些工具或幫助，好讓植物可以從光製造出生命。植物本身並不能從肥料與動物糞便中取得生命。然而，越有活力的肥料，效果會越好，也就是說，越有機的肥料就會越有效。

　　「肥料」，可以從完全不同的角度來檢視。從光和生命的角度來看肥料，就是生機互動農業（biodynamic agriculture）的農夫使用的方法，這方法是由魯道夫・施泰納（Rudolf Steiner）所提出。市面上所

看到的生機互動農業產品，上面會有德米特（Demeter）*標籤。採用這種方法的農夫都認同，植物的生長不僅仰賴陽光，也仰賴整個宇宙。透過對各種宇宙因素的洞察力——這是我們今天確實可以擁有的——我們能使用適當的有機配方來活化植物，以接收來自宇宙的影響力。這可以強化植物真正的生命品質。使用配方的效果是看得見的，不只植物的狀態改善，就連動物的健康、產品的風味也都會提升。

近幾十年來，食物的整體情況出現了很大的變化，這是因為單位面積產量大幅度的提升，而這種產量提升之所以會成功，是透過**密集**的農業生產方式所造成，讓植物以及動物能有更高的「產量」。選擇性育種是一種單面向的育種方法，其主要目的就只是讓產量最大化，然後傾向只測量那些容易估計的數值，像是麩質、澱粉含量、烘培品質等等。他們沒有仔細考慮生命力之類的變項，也沒有像牛奶那樣從長期的營養實驗中收集資料（見第32頁），而這種實驗才能真的對食物價值提供重要的資訊。

但重要的是，選擇性育種所追求的高產量，很快就消耗殆盡了。接著我們就必須再找新的種子。這種情況一開始出現在馬鈴薯上，然後也出現在其他植物、甚至其他動物身上。這件事真正的意義是：他們的生殖力被消耗掉了，他們裡面的生命力已經不足以生育出新的植物。穀類原始的品種是粗放的、有抵抗力的。選種後的品種卻完全要

---

* 德米特（Demeter）認證系統是專屬於生機互動農業的認證系統，在歐洲、澳洲、紐西蘭等地都很有公信力。

仰賴人工合成肥料及農業化學製劑這些所謂的植物「防護劑」，才能存活下來。那些已經經過田間試驗的新品種都有使用人工合成肥料，不能忍受這些肥料的植物則都被屏除。這看似很合邏輯（logical），但卻不符合生物邏輯（biological），因為真正讓那些選種後品種得以表現出高產量的，其實靠的就是那些人工合成肥料罷了。

因此，選擇性育種和人工合成肥料其實合作無間。產量的最大化需要適當的「工具」，像是上述提過的氮、磷、鉀的施用。沒有被特化為高產量表現的品種，其實根本不需要這些合成肥料，一樣也可以在環境的平衡中存活。因為一塊有生氣、被好好耕種、擁有豐富物種的土地，本身就能達成和諧的平衡狀態。

選擇性育種同樣被運用在牛、豬、蛋雞、和其他生命的「生產者」身上。他們需要特殊餵養。一頭擁有大型乳腺的「現代」牛，其最佳產值，一天就能生產出兩次20至25公升的牛乳量，但要有這種表現，牛隻就只能餵食精料[*]。很難說得出這種飼料中所謂的「濃縮力量」究竟由何而來。這些牛奶盒上標示的卡路里、焦耳、蛋白質、維他命、礦物質等等含量敘述，實在沒有告訴我們多少產品中所含有的真正的生命力和品質。上述這些資料某種程度上是必要的，但卻沒掌握最根本的重點。這就像是要評價一首樂曲，卻只談了這首曲子的聲音大小一樣。

---

[*] 精料，營養成分豐富，粗纖維含量低、消化率高的飼料類型，直譯「濃縮飼料」。

要養育牛乳量這麼大的牛隻，會需要額外的鈣質。然而，鈣質從何而來卻極為重要。許多年來，人們對餵食牛隻吃骨粉、吃蛋白質等這些動物也「需要」的東西，一直未曾有過疑慮，而這些東西其實都來自死掉的動物屍體。然而大家卻完全忽略了牛是純然的素食者。餵牛吃動物性的食物，這些食物甚至還來自於牛本身，這完全就違反了牛的天性。可以說，這些動物被迫吃了同類。這種餵養牛的方式說明，人已經完全喪失掉所有體察生物天性需求的能力。所有事情都建立在純然的物質主義思維上，所有對動物天性需要的感受全然喪失，只有物質重要，以產量為重。這些添加物終於在1988年和1990年間被各國禁止，當時狂牛症（BSE）開始延燒，動物的腦部被破壞。將這個病稱為「狂人症」可能還更恰當些，因為這種病根本就是因為人發狂才造成的。人們竟瘋狂地以為，動植物的「生產」就應該如化學工廠一樣，所以也就像處理化學物質那樣以工業化方式對待動物。這真的是瘋了。狂牛症不僅僅意味著某些不確定物質的消失*，也代表著許多人與動物因而受苦。時候到了，我們必須要明白，這不是一樁工業意外，而是我們思考自然、連結生命的方式發生了一連串的錯誤。顯然，我們面對大自然的內在本能已經喪失，現在，我們則必須要用透過**知識**，那些展現大自然種種關係的知識，來取代本能。

　　以後還會出現更多案例，狂牛症並不只是一個因為餵食錯誤或餵養不足才造成的短期、特別突出的問題，我們所要面對的，是影響整

---

* 　患狂牛病的牛隻死亡後，病理解剖會發現其腦部組織出現空洞、萎縮的現象。

體生命的長期效應。我們不可能透過研究更小的物質，像是變異蛋白（prions）、活性成分（active principles）、基因等，就能得到這種洞察力。這唯有透過對生命、營養的本質與意義有清楚的認識，才能做到。

　　值得順帶一提的是，魯道夫・施泰納在1923年1月13日[1]的演講中就曾舉例提到若餵牛吃肉會發生什麼狀況。他當時就說，這樣做會「產生有害物質」，而且該物質「會進入腦部，使牛隻發狂」。而這正好完全就是狂牛症所發生的事情。

生食就是「太陽食物」

我們通常都生吃水果，那為什麼還要把馬鈴薯煮熟、或把穀類烤成麵包呢？熱，是用來改變食物的，可以將食物稍稍分解。嚴格推廣生食的人很討厭這種想法，因為烹飪會讓某些東西被破壞或讓某些東西「喪失」。不過假若更仔細思索一下這件事，便會發現，生的水果也被「煮過」了，被太陽煮過了。「太陽食物」這個詞，剛剛好就在講水果。在秋天陽光不多的時候，葡萄會比較酸、蘋果是硬的等等。更精確的講，太陽的溫暖會將植物裡面澱粉和酸，轉變為糖和香氣，顯示出水果已成熟。每種植物的成熟情況都不一樣，櫻桃和草莓都熟得很快，蘋果則很慢，但一般而言蘋果的保存品質也較好。每個家庭主婦都知道，把未熟的水果煮一煮，水果就可以變得更美味。事實上，烹煮就是一種後熟成，或者也是預先消化的形式。古代希臘人就已經知道這個事情，他們用pepsis這個字，同時代表烹煮和消化的意思。

所以，適當的加熱就是在預先消化食物，讓食物更容易消化吸收。要不要加熱、或者要加熱多久，要視每一種食物的個別特性而定。人通常傾向極端的作法，有些人只吃煮熟的食物，覺得這樣「更好消化」。但長期來看，這樣好消化的食物會使我們的消化能力下降。另一種極端是只吃生食，但是這樣可能造成身體的壓力，因為整

個人太過專注於消化過程。不過，若是花個幾週的時間（舉例而言四週）以生食作為治療，是可以重新調整一下整個生理組織，這種治療方式常被證實是有效的，特別是針對一些慢性疾病。同樣的，一段時間的「熟食」對改善虛弱的生理機能或許也有些幫助，但長期下來卻可能反而造成身體更虛弱。

因此，健康的人不需要完全只吃生食，完全的生食是醫療方法。不過，建議每天攝取的食物中，可以有三分之一的生食。重要的是，「生」同時也代表要「新鮮」。一個六個月的蘋果，顯然已經喪失了很多生命力。乾掉的水果，就算沒有煮熟，也不能說是新鮮的了。當然，更不用提那些「罐頭裡面的新鮮食物」，它們根本一點也稱不上是新鮮。

到底是要煮熟還是生食，完全視我們談的是什麼食物而定。水果已經被太陽「煮熟」了，但馬鈴薯沒有。穀類，同樣也是植物的果實，又屬於另一類，它們從古時候就便被磨來煮食，製成粗麵粉或粥，或者更常以特殊過程製成麵包（這我們之後會再談）。不過，對某些人來說，這種食療配方可能還不夠強。舉例來說，研究就發現，對那些會重複性感染（感冒等的病毒感染）的患者而言，吃碾碎的生穀粥反而會有幫助。

生穀粥和伯徹爾穀粥（Bircher muesli）不大一樣，它不採用**碾壓過的**燕麥片，因為輾壓的燕麥通常不會是新鮮的[2]，而會使用整顆穀粒。在真的要吃之前，這些穀類才會被磨成細粉末（而非粗的穀粒碎

片），理想上會使用黑麥、大麥或燕麥（整顆穀粒，而非穀片！）。發芽的能力，決定了一顆穀粒的「新鮮度」和生命力，將整顆穀粒磨成粉末的動作一定要在要吃之前才能做。穀粒被磨了之後，就會開始喪失生命力，但如果能在吃之前的十二小時才磨粉，那穀粉當中就還保留很多的生命力。每天將兩大匙的新鮮穀類磨成細粉（不要事先磨好存放起來），浸泡到水中（不要用牛奶），水量大約剛好滿過穀粉，最好浸泡一整夜。約過8到12小時後，在早上（或者是晚上）加入壓碎的香蕉（不要用糖！）增加甜味，也較容易入口。可以加入酸奶、酸奶油或優格（不要用牛奶），也可以加一些當季水果以及堅果、葵花子等。（可以上網輸入關鍵字Frischkornbrei Bruker查詢更詳細的食譜。）

已經有醫學研究證實，每天食用生穀粥（寇拉斯早餐（Kollath）或布魯克爾（M.O. Bruker）醫師食譜），吃四到五週後，將能強化我們的免疫系統。不過在此同時，必須要在一段時間內（至少四週）避免食用任何的糖。還要避免食用所有的含糖食品（巧克力、果醬、蛋糕等等），以及捨棄所有的增甜物質（蜂蜜、原蔗糖、龍舌蘭花蜜、楓糖漿等等）。

少量的乾燥水果還是可以破例拿來食用的，不過最好加入一些堅果混合來吃；在果汁裡加入一半的水，稀釋後的水果汁也是可以作為例外拿來飲用的。除了葡萄以外，其他所有的新鮮水果都可以不受限的拿來食用。

保存食物也能保存生命嗎？

所有植物都有自己成熟、結果的時間，人類則總是要儲存食物以過冬。當下的生命是無法被保存起來的，老化的過程也無法阻擋。然而，我們可以讓它延緩或接近停滯。最古老的方法大概就是**冷卻**了。溫度越低，效果就越明顯；生命會凍結起來。到了今天，所有人都知道冷卻會破壞細胞；當食物低溫冰凍時，細胞會脹裂。含有很多水分的水果，像覆盆子或蘋果，都可以低溫冷凍，但解凍後絕對跟原先的不同。研究也發現，不是所有的生命過程都會被低溫抑止。舉例來說，肝臟，無論是多長的時間，都不能低溫冷凍，因為即使在低溫狀態下仍然會發生化學變化，形成有害物質。

另一種古老的食物保存方式是**乾燥**。把青草變成乾草，便能在冬天餵養動物。大自然也會乾燥，熟成的穀粒可以保存非常多年。要知道穀粒當中是否還有生命，只要看看它在水和溫暖的環境中是否還能發芽即可。不過，有傳聞說埃及金字塔中出土的穀粒在五千年後的當代還能發芽，這就值得存疑了。

不只冷卻可以保存食物，**加熱**也可以。現代科學研究已經說明為什麼生命質素最終無法被保存下來。當一隻動物被殺，牠的生命質素就從生命當中離開。但是，生命不是立即「消失」。某種程度而言，

僅管肉已經從整體生命過程中移除、從生命體被挪去，但生命仍然會在那裡一段時間（如果不是這樣，那麼器官移植就不可能會成功）。

水果也是同樣的道理，水果通常在採收後仍然持續某種「熟成過程」。一旦成熟到一定程度，才會開始老化。不同的水果，熟成老化的速率也不一樣。倘若用以保護水果的外皮受傷了，或者更糟的狀況，水果被擠壓到，又或者水果被壓榨成汁（舉例而言像蘋果汁等），那麼它很快就會開始發酵。巴斯德（Pasteur）的研究（詳情如後所述）顯示，發酵作用是來自一種叫酵母的微生物。如果酵母在加熱過程中被殺死，隨後將果汁放入密閉容器，那麼果汁便會被保存下來。玻璃罐裝、瓶裝或罐頭裝的水果、蔬菜和肉，都是基於這種過程而製成。一旦打開容器，空氣進入，帶入所有的細菌和酵母，就會開啟腐爛或發酵的過程。食物會壞得更快。因此，罐裝食物仍然保有「生命」在裡面，但顯然其生命含量不會像新鮮的那樣多。食物被保存後的生命量，取決於被保存的方法而定。

放久的、壞掉的肉，人不能拿來吃，但裡面仍然還有生命。對某些生物而言，這種肉特別是他們「切切尋覓的食物」，像是禿鷹、老鼠、蒼蠅、蛆以及細菌。牠們仰賴這種肉來維生；對專吃這種食物的生物而言，肉裡面仍然有足夠的生命。人類誠然需要「更多」的生命，或者需要品質更好的生命，而要能滿足這種需要，食物就必須要新鮮。

煙燻是另一種保存食物的古老方法。煙裡面包含了一些物質，能殺死會引發腐敗的細菌。不過，煙裡面也含有致癌物質，會引發癌症。（如果煙燻不是一種古老傳統的保存方法，而有人想在今天引進這種方式，絕對會因為致癌物質而被禁止。）

酒精也可以*殺死*微生物。另一方面，**乳酸**則只能*抑制*微生物的生長。

最後，**化學物質**也被用來保存食物。有一些物質有近似消毒的特性，可以暫時抑制細菌或真菌的生長。苯甲酸是其中一例，在大自然中，它出現在樹脂和樹皮中，如今仍因其「有限的保存特性」而經常被用在罐頭裡頭；這些食物罐頭只經過巴斯德消毒（加熱到大約70℃），而不會加熱到100℃（無菌消毒）。

牛奶與牛奶製程

　　大自然中，只有一種食物是直接從一個生物體轉移到另一個生物體的，這種食物就是奶。每一種動物的奶都不同，人奶也有自己的特性，是其他動物的奶中所沒有的，這在其他文獻裡面有詳細的討論[3]。嬰兒從哺乳的母體中直接取得奶，奶當中包含著完善的生命力量。

　　所有的哺乳動物都如此。只不過，人卻從牛身上取得原本是要給小牛吃的牛奶，這就成了問題。原來應該是要被立刻新鮮食用的牛奶，如今，卻只有極少量的牛奶有可能在新鮮時就被喝掉。誰會在房子旁邊養著一頭牛啊？由於空氣中到處存在的細菌，所以牛奶很快就會變酸。牛奶一般大約二至四天就會壞掉，具體時間依據溫度和「衛生」情況而定。今天，因為巴斯德（L. Pasteur, 1822~1895）的貢獻，牛奶壞掉的時間已經可以被拉長了。巴斯德發現，某種到處都有的細菌會存活在牛奶的糖之中，牛奶中的糖（乳糖）會在過程中形成乳酸，這種酸能夠阻止腐敗性細菌進入牛奶之中，並使蛋白質凝固，最後形成酸奶，牛奶便可自然保存一段時間。要防止酸化的發生，就要殺死會產生乳酸的細菌，也就是乳酸菌。方法是將牛奶加熱到70℃，我們今天稱這種方法為巴斯德消毒法。用這種方法處理過的牛奶被稱作低溫消毒牛奶或是**巴斯德（巴氏）牛奶**，亦或今天的（會誤導消費

者的）「經過加熱處理的」牛奶。這樣做可以讓牛奶保存得久一些，但也不能到非常久，因為這種方法只能殺死高度敏感的乳酸菌，而沒有殺死更多頑強的、能引起腐敗的細菌。這些細菌在經過巴斯德消毒程序後，會繼續轉化奶蛋白，結果牛奶沒有變酸，反而常常變苦。無論如何，這樣的牛奶都很難喝，不能再拿來食用。

只要是味覺沒有被破壞的人，都能辨別得出新鮮牛奶與消毒過牛奶的差異。要是我們把牛奶加熱到100℃，兩者的差別就更明顯了，牛奶會產生一種「煮過的味道」。如果把這種牛奶放入密閉容器內，不讓細菌進入，我們就得到了「無菌牛奶」。這種牛奶裡的腐敗性細菌也被除滅掉了，除非我們把容器打開，不然這種牛奶基本上可以被永久保存。

當我們加熱牛奶時，牛奶表面會出現一層「皮」，那代表有一部分的蛋白質凝固了。它的正式名稱叫作「變性蛋白」（denaturing），因為蛋白質已經不再自然（natural），特性已經轉變。酸化也會造成凝固，但屬於另一種形式的凝固，會出現看得見的、軟軟團狀的細凝塊。

可以想像得到，假若將牛奶加熱到更高溫（這在封閉容器中很容易可以做到），那麼牛奶的變化勢必會更明顯，也衍生更多問題。近幾十年來，科學家已經發現，牛奶加熱到140℃時，不僅牛奶中的脂肪會產生劇烈變化，更重要的是，蛋白質也會變化到一種程度，產生毒

素。僅管如此，超高溫消毒法如今仍越來越普遍。牛奶被加熱到135到140℃，大約兩秒鐘的時間，這樣就製造出**超高溫殺菌牛奶**（ultra high temperature milk，也稱UHT牛奶）或**高溫處理牛奶**（highly heated milk，或H milk）[*]。這種牛奶會在無菌環境下裝瓶，如此一來，就算沒有冷藏，這種牛奶也可以保存數週的時間。當然，這非常務實，卻也讓消費者被誤導了。顯然，用這種方式處理的牛奶不會喪失掉大部分的礦物質，維他命含量雖然會下降，但都還保存下來一些。然而，就如前面所說，這些都不是真正的重點，真正重要的，是裡面的生命含量。牛奶的味道改變到一個程度，大家都應該可以「嚐得出來」，可是今天許多人的味覺變差，可能會察覺不出這種變化。

因此，加熱像牛奶這種比較容易變化的食物，其實是個大問題。宣稱超高溫殺菌「只」進行兩秒鐘，根本就沒抓到重點。如果我們用同樣的方式來處理血液，顯然這個血液就是會凝結，不能再被生命使用。有一位知名的營養學家曾將超高溫殺菌牛奶很鮮明地比喻為一個被刀刺、被槍射殺、然後又被吊起來的屍體。這更可以拿來用在對**煉乳**的比喻上。牛奶經過部分蒸發後濃縮，然後在無菌環境下裝罐，這代表牛奶的整個結構都遭受大量的破壞。當我們再加定量的水回到煉乳中時，牛奶的味道已完全走樣。這種牛奶勢必還包含著一些「生命」的殘餘，但它已經發生了很大的變化，就如同它的味道一樣。煉乳還是會飽，我們甚至可以靠它增胖，因為它沒有生命，卻含有熱

---

[*]　在台灣，超高溫殺菌牛奶指的多是市面上的「保久乳」。

量。我們之後會再談這當中的根本差異。

不幸的是，許多母親並不曉得超高溫殺菌牛奶背後所代表的意義。舉例而言，在西班牙語國家，它被稱為larga vida，意思是「長壽」。媽媽會特別為小孩購買這種牛奶以確保孩子可以「長壽」。我們這樣說吧！食用超高溫殺菌牛奶並不會造成什麼明顯危害，但卻**缺乏**生命，而這結果只有在好幾年、甚至好幾代以後，才會顯現出來（詳情如後所述）。

當然，你或許會說，肉在油炸或火烤的過程中也都暴露在200℃以上的高溫，沒什麼危害。但其實這並不正確，我們之後談肉的時候會再討論到。跟牛奶相比，肉算極度的「堅固」。牛奶的天性就是非常容易受到影響，就好像它們本來服務的對象——嬰兒那樣。嬰兒絕對比成人更敏感、更容易受到傷害。這也是為什麼奶一旦從母體「被取出」後，很快就會發生變化，而且變化的程度也與肉不同。所以，事情的重點往往不只是我們做了沒有、或者做了些什麼事情（whether and what），真正的重點也在於，這件事究竟是對誰（whom）而做。

當我們要判斷品質時，測量卡路里、礦物質、維他命等其實都無法達到我們的目的。但我們可以透過**食物攝取實驗**來確定食物的生物價值，只不過這種實驗非常昂貴，也非常耗時。

美國醫師及科學家波騰傑（F.M. Pottenger）早在1940年就進行了這個實驗[4]。和其他的科學家不同，他不是用幾週的時間進行營養評

估，而是採取了長期試驗，以生肉、熟肉以及四種不同處理方式的牛奶來餵貓：

　　1）生牛奶

　　2）巴斯德消毒法的牛奶

　　3）奶粉

　　4）加糖煉乳

　　令人訝異的是，經過幾週的食物攝取測試，並沒有發現任何差異。但波騰傑仍繼續實驗好幾代的貓。經過十年的時間，測試結果如下：

　　餵食生牛奶的貓仍然保持健康，而且一代接著一代繁衍。用加熱處理過的牛奶餵食的貓，幾代之後便開始流產、存活年齡縮短，並出現一些退化性疾病，以及骨骼、下顎、牙齒的畸形。狀況嚴重的程度取決於食用哪種方式處理的牛奶而定。巴斯德消毒法的牛奶造成的改變相對而言比較輕微，奶粉的負面效果則比較嚴重，而研究顯示煉乳的結果完全是場災難，前面提到的傷害全都出現在煉乳那組，這代表煉乳的生物價值最低。在經過大約四代以後，煉乳這一組裡的所有動物全都患病，而且無法生育。（煉乳的味道也與新鮮牛奶差距最大。）相同的實驗重複在白老鼠身上進行，也得到了相同的結果。（超高溫殺菌牛奶在當時尚未出現。）後來其他許多科學家也進行了相似的實驗，也都得到了相同的結果，舉例來說寇拉斯（Kollath）也

是其中一位(5)。

在這些實驗中有個重點，這些患病的動物絕沒有營養不足的狀況，沒有缺乏任何我們所熟知的維他命，也沒有任何中毒的症狀。而是身體「整體」的衰弱，我們今天稱之為以太（etheric）的衰弱、生命的衰弱。值得我們停下來深思的是，這些傷害並不會立刻顯現出來，而會在一、兩個世代，甚至三個世代以後才會顯現。在這個瞬息萬變的現代裡，還有誰會想到，我們吃的食物竟然可以有這麼深遠的影響呢？

另一種在市場上處理牛奶的方法是**均質化**（homogenization），主要也是為實用目的所發展出來的方法。當我們將牛奶靜置，鮮奶油（cream）便會浮到表面上，經過一段時間奶油便凝結成塊，之後就無法再完全溶解開。當然，這厚厚的牛奶脂肪，是「最精華的部分」，即la crème de la crème（奶油中的奶油）。它也被販賣，叫作法式酸奶油（crème fraîche），是一種帶著高度濃縮脂肪的輕酸奶。這就是為什麼如果把整桶牛奶靜置一段時間，牛奶就會變得「一塊一塊」，脂肪會黏著在容器的邊緣，唯一能做的就是一直把它們都刮除掉。但瓶裝或紙盒裝的牛奶很難這樣處理。均質化就是要防止奶油從牛奶當中分離出來，方式就是用高壓將牛奶打向容器壁，使得裡面較大的脂肪球被分解變小。支持這種程序的主要論點認為，這樣做會讓牛奶更均勻地凝聚到胃壁上，更好吸收。的確是這樣，但問題來了：為什麼上帝或者大自然沒有在一開始就這樣安排？造物主總是創造各種遠比這種

機制複雜得多的事物,那為什麼大自然沒有一開始就進行均質化的程序呢?現代人總是想要「改進」自然,但往往都只是為了實用或經濟上的理由,忽略掉生物面向的考量。

有些人說,在引進均質化程序以前,未被均質化的牛奶裡較大的天然脂肪球會無法被直接吸收,而必須要先在腸子中經過乳化才能消化。畢竟,它是一種外來的脂肪,所以我們的身體在吸收它之前必須先破壞它。而經過均質化處理後的細微脂肪球,則能直接穿過我們的腸壁而到血管當中——脂肪球沒先經過腸液處理,是不應該來這個地方的。據說它們會在血管中沉澱下來或造成其他問題,像是過敏。這種說法被嚴峻地駁斥,但截至目前為止,不管是想証實還是反駁這種論點,都還沒有實驗能真正解答這個問題。

酸化

　　讓我們繼續來看奶製品的後續命運。正如前面所提，新鮮牛奶擺一段時間後會發酸，因為曾存在其中的乳酸菌會將牛奶中的糖轉化為乳酸。在現代化的牛舍裡，牛奶被擠出後會立刻降溫到5℃，以防止細菌的滋長並保持牛奶的品質。這是一種為了運送牛奶而進行的折衷作法，但這種「快速冷卻」卻會改變本來就容易受影響的牛奶，使自然的酸化過程不再那麼容易發生，其味道也跟「來自母牛的新鮮牛奶」相異。

　　酸化絕對是一種分解過程，而酸化所形成的細微絨毛狀的凝結物，也的確會改變牛奶中的蛋白質。因此，這樣看來，牛奶裡面的生命似乎有很重要的一部分被破壞了。不過，過去的人卻從來不這麼認為。從很久以前，人們就普遍享用著酸奶（sour milk），近期還搭配肉桂和糖。因為各地的乳酸菌都不同，所以生產出的產品也不一樣。舉例而言在保加利亞，優格（yogurt）是傳統食物，需要兩種菌種，其中一種叫作保加利亞乳桿菌（lactobacillus bulgaricus）。雖然在一次世界大戰以前，優格還不大為人所熟知，但現在在中歐，優格的食用量已經大過酸奶。今天，乳品業使用各種選種培育的乳酸菌，也工業化生產瑞典酸奶（Swedish milk）及發酵乳（longmilk）（都屬斯堪地那

維亞的產品）。不管如何，乳酸菌將奶中的糖轉變為乳酸、改變蛋白質，都算是一種分解過程，但這絕不代表生命力就因此而流失。這反而是一種前消化的形式，就像奶在胃裡面也會變酸，也會凝結。酸化不只讓東西更容易消化，同時也改變了它的性質，使我們能在一開始便應付得了周遭世界，並克服外來的影響。（詳見消化一章）

天然的酸化不僅會發生在牛奶裡，也會發生在許多蔬菜上，像是黃瓜和高麗菜。世界各地長久以來都以酸化方法製作醃黃瓜和德國泡菜，人們多認為這些食物含有能賦予健康的成分。只不過，要進行酸化法，就需要用到鹽巴、擠出蔬菜中的汁液，並且必須某種程度上排除掉空氣。所以，與醋漬黃瓜（今天人們也將之稱為酸黃瓜）相比，用此法制作出的黃瓜叫做醃黃瓜。在古代，每個農婦都知道怎麼使用這種天然的酸化法(6)。但現在，醋漬黃瓜已大量取代了天然酸化的醃黃瓜，因為比較好製作，而且基本上可以永久保存。其他的蔬菜、甚至魚（挪威的「醃鮭魚」（graved laks））、肉，也全都可以用乳酸的方式來保存。在農業上，青貯*也是用同樣的方式製造出來的。酸可以防止腐敗性細菌的繁殖，因此這個方式可以讓食物保存一段時間，不過還是有一定的期限。乳酸也有一種普遍而言具建設性的效果，就是讓食物更好消化。許多沒有辦法吃高麗菜或黃瓜的人，卻能夠接受德國泡菜和醃黃瓜。在俄羅斯，「克瓦斯淡啤酒」（kvass）如今仍然是

---

* 青貯，利用無氧醱酵作用來保存芻草、穀類的方法，目的是將多餘的芻草保存到缺草期來使用。

非常普遍流行的飲料，它就是由酸化的黑麥麵包所製成。在中歐販售的是另一種版本，叫做「麵包汁」（Brottrunk）。

在人的新陳代謝系統裡，乳酸就像是一種鐵路轉車台，許多不同的新陳代謝物質會在此相遇，而啟動新的**合成代謝**（建構式新陳代謝）。比如說，在我們活動時，我們身體肌肉裡的糖分也會分解為乳酸，隨後這一乳酸會在我們的肝臟裡重新組合成糖（即醣原）。在肝臟中所進行的新的組合，是要以先前（在肌肉中開展）的分解工作為前提條件的！這種關係是高等生命形式的典型型態，也就是說，這種關係是一種**主動的分解過程**，這和植物相當不同。然而，肌肉中糖的分解代謝（分解式新陳代謝）的程度，其實只是一個開始分解的過程，適度且溫和，只要不要讓乳酸變成需要移除的「廢物」[*]。肝臟能大量合成乳酸，使它再一次變為糖，只有很少量的乳酸會因為這個過程而被「燃燒掉」，也就是完全分解成二氧化碳。乳酸位居於分解與建造、即合成代謝與分解代謝這兩個相對的代謝過程之間，促使並引導分解轉為合成。乳酸是一種中間物質、一種療癒的角色。

這點同時也就是乳酸與酒精發酵的不同。**酒精**是糖經過酵母發酵而分解出來的產物。雖然酒精源自於生命，但是它無法像乳酸那樣被生物體重新建構出來，酒精必然會經歷一個逐漸逝去的過程。由此，酒精便顯露出其「與生命為敵的」天性，所以，它可以長久儲存，還

---

* 乳酸是體內葡萄糖的代謝過程中產生的中間產物。在強烈的運動過程中，因為人體需要大量能量，便會大量分解代謝葡萄糖。這時若人體內乳酸生產的速度比組織移除乳酸的速度更快，組織內的乳酸濃度就會提高，稱為乳酸堆積，會有肌肉痠痛的感覺。

可以用來殺菌消毒。依據這一點，人們亦可瞭解：酒精對於人體的肝臟來說，顯然是一種毒液，因為肝臟需要的是有生命力的物質，有了這一物質，肝臟才能從中重新建構出自己的活性物質。絕大部分肝硬化患者之所以生病，正是因為他們在發病之前，都曾經過量的飲用了酒精類飲料。酒精不能在人體內再合成，不能如乳酸那樣刺激合成代謝，反而必須被完全燃燒。（這就是為什麼喝高濃度的酒時，你整個身體會發熱的緣故。）自然界中，酒精會繼續分解為乙酸，也就是醋。醋不會展現酒精的高危險性，但它也不包含乳酸能促進合成代謝的特性。這也是為何沙拉的佐料用酸奶和檸檬汁會提供更好的健康營養，而不用油醋醬。

　　酒精對於人類來說，它的真實意義正是在於：它阻礙了人類特殊的能力，那也是人類之所以不同於動物的能力。這種人類特殊的能力是指直立行走、語言以及思考的能力。依此順序，幼童在其發展的過程中就已經顯露出其突出於動物的能力。而一旦喝醉了酒，這種人類典型的能力便會在其發展的順序上完全逆轉過來。喝醉了的人，首先是無法清楚的思考，再來便會口齒不清，而後會走起路來跌跌撞撞，直到最後他必須「用四肢」爬行移動。喝了酒之後便失去自我控制能力，這是因為屬於思考能力的判斷力被切斷了，以至於醉酒之人只能毫無控制力的表露出那些低階動物才有的本能。

　　在古時候，全世界都知道乳酸發酵法。這個「發明」肯定不是出於意外的觀察而來，或者是因為過去的人沒有冰箱才發現。就像所有

古老傳統一樣，這方法會被發現是因為人們當時仍然對食物的影響有深刻的洞察力。如今，乳酸發酵雖然還會被採用，但往往沒那麼被珍惜了。今天大家還熟悉的，包括前面提過的挪威人用乳酸發酵保存鮭魚，還有俄羅斯人以發酵保存高麗菜、洋蔥和蕪菁等的傳統。在烏克蘭，食用各種不同的酸奶製品是使他們能保持健康營養的一個重要環節。這個方法在古埃及也被使用，日本人的味增也是將黃豆酸化而製成。比較不為人所知的，像是在阿根廷有經過乳酸發酵後更好消化的雞肉（pollo al barro），這道菜只有在乳酸有多出一些的時候，才被允許製作。

我們現在食用牛奶的方式和過去完全相反。在「文明」國家，被大量製造與使用的是非酸化的牛奶。很多時候，大家會特別推薦老年人喝牛奶，認為牛奶中的鈣質能夠減緩或預防骨質疏鬆。但營養就和其他事情一樣，任何事情只要過量，就一定會出現新的問題。多年下來，大家已經發現，越來越多的孩子和成人開始對牛奶出現過敏反應。這絕對是由很多因素造成，但過敏反應的基礎便在於「抵抗外來物質」，這或許就可以連結到：在錯誤的年紀飲用牛奶（正確的年紀主要應在兒童時期，成年人一天喝750毫升是沒有問題的）以及因牛奶後製過程所造成的品質下降問題（見均質化等）。

如果我們將液態乳清從凝固的酸奶蛋白中分離出來，然後將後者靜置一段時間，就會得到一種軟軟的、白色的**凝乳起司**（curd cheese），內含牛奶蛋白和脂肪，名叫垮克起司（quark）。垮克容易

消化的程度，並沒有比牛奶好太多，但整體而言垮克還算是最容易消化的蛋白質，因此或許可以成為我們每日飲食中的重要基礎。

如果把剩下來的凝乳起司再靜置一段時間，特定的蛋白質消化細菌便會開始生長，形成一種新的產品——**乳酪**（cheese，也稱起司）。由於是從凝乳起司開始，然後又有細菌在裡面自然生長，所以它其實有一定的腐敗程度，再經過一段時間後便會散發出所有熟成乳酪會有的那種強烈氣味。

同樣的，不同的細菌種類必須要有正確的營養基來培育。在牛奶凝固以前，加熱牛奶的程度多少，就會造成差異。凝固的程序也會受酵素的影響，酵素可以分解蛋白質。在古代，凝乳酵素是從小牛的胃裡面取得，今天則是用基因工程所製。依據各個區域的不同，使用的細菌種類也就不同，也因此耗時數月才能熟成的乳酪會有各種地域性的差異。乳酪也因而使用起源地來命名。（如巧達、艾登、高達等。）這些就是黃乳酪及硬乳酪（如帕瑪森等）。

今天，乳酪的製造過程和需要菌種都已經普遍為人所知，所以全世界都可以生產，舉例來說全世界都可以生產巧達，只不過必須注意的是，同樣叫巧達，味道卻往往非常不同，甚至不需要是專家都可以察覺到當中的差異。

接種特定的黴菌則是更進階的程序，可以生產出味道更強烈的精緻乳酪，像是高岡佐拉、洛克福藍紋、藍起司、卡蒙貝爾等等。蛋

白質分解的程序到後來可能會持續到一種程度，導致蛋白質腐敗，也就是大家聞到的味道，或產生出一些像是酪胺的物質，而這會讓一些比較敏感的人患頭痛或偏頭痛。這些比較敏感的人要避免食用所有過於熟成而帶有濃厚「香氣」的乳酪（成熟的黃乳酪、硬乳酪及所有黴菌乳酪），但或許可以吃凝乳（垮克起司）。他們還必須避免吃巧克力，因為巧克力裡也含有這種物質。乳酪吃太多的時候，特別是黴菌乳酪，腸道菌叢也可能會受到影響。一般人不易受影響，就不需要特別拒絕這些點心，只要注意少量、適當的攝取就好。

生命力與生育力

近年來，營養在健康中所扮演的角色開始受各界關注，我們同時發現，因生理因素而無法生育的夫妻也逐漸增多。有很長一段時間，不孕都被認定為是女性的問題，過去思維方式就是這樣。然而，近期有非常多文獻指出，精子的品質在過去70年間劇烈衰退。有這種狀況的男性並不是真的生了什麼病，就「僅僅」是沒有足夠生命力而已。（並非沒有足夠的性能力！）

另外一些近年發表的研究提出了清楚的證據，說明**生育力**與營養有絕大的關係。在超過60年前就有人發現牛隻生出公牛的潛力下降了，雖然餵牠們吃的是精料（又或者就正因為吃精料才如此？）。一旦將飼料換成未經施肥的高山青草，牛隻生育公牛的能力又再復原。後來實驗證實了這個發現，而且還補充了一些內容。他們比較兩組兔子，一組餵食慣行方式種植出的草料，另一組餵食生機互動農業生產的草料（德米特認證標準）。值得注意的是，草料的組成成分和營養都沒有差異，一般的分析結果也沒有差別，例如維他命含量等。儘管如此，生機互動農業生產的草料卻讓兔子更健康、更有生育力。在第一代中，兩組的受孕率是相同的，但到了第二代，慣行草料組的受孕率是59%，而生機互動農業草料組還有86%，相似的差異也出現在每次

生產的出生存活數量上。兔子受感染的比例，也同樣在第二代時顯示出顯著差異。其他的研究也得到相同的結果：有機或生機互動農業的草料能夠增進生育能力與健康，而大量使用無機肥料的草料則有負面影響。(8)

怎麼會造成這麼大的不同呢？原因就在於，我們不知道生命是什麼、生命從何而來、生命又如何與物質有關連。但是，如今我們知道了生命是一種力量。如前面所述，生命是一種轉變的光。而只有某些物質、食物、「生命的媒介」，才包含生命，或者說應該要包含著生命。

雖然前面所提的研究都是在很久以前所進行的（見牛奶等章節），但這些研究卻很少被大眾注意，其研究結論也沒被落實。從這些研究結果，我們絕對可以確定的是，營養的效果非常深遠，影響整體的生命。植物所種植的方式在當中扮演了一個非常關鍵的角色，後續的加工處理也會有重大影響。任何保存方式，長期而言都不能留住食物內的生命。不過，適當的方法能使生命力有更好的運用，例如牛奶的酸化。

無論如何，今天的我們總是要接受一些妥協。前述這些被詳細提出的研究，可以讓你我判斷究竟應該要妥協到什麼程度。

維他命的角色

　　食物若來自於活的物質，究竟到什麼程度還會有生命在其中呢？
這個問題很關鍵，在其他領域也很受重視。用健康蔬果壓榨而成的新
鮮果汁，仍然含有生命力可以滋養人，但其中只有部分生命力被保存
下來。而人類的慾望總是想要「改進」大自然。因此，果汁或蔬菜中
「不必要的部分」便被移除，只留下人想要的部分。當營養學開始成
為一門科學的時候，人們曾說，只有「內含熱量」和可用物質是重要
的。舉例而言，穀類和米不好消化的部分都被移除，然後大家都很自
豪我們有雪白的麵粉和白米。實際上，這在米的食用上維持了好一
段時間，而且一切都沒造成問題。接著人們開始罹患一些奇怪的症
狀，像是輕度癱瘓或者其他形式的神經損傷，這個情況被稱為「腳氣
病」。後來查出，起因是缺乏某種東西，而缺乏的東西就正好可以在
被丟棄或被拿去餵豬的穀殼中發現。現在這個缺乏的物質被尋找，也
被找到，它在化學上是一種胺類（amin，一種蛋白質）。顯然它是一
種生命的載體（生命的拉丁文叫作vita），所以vita-amin維他命一詞，
就被用來指稱所有人體無法自行製造、而需要從食物攝取以維持健康
的物質。第一個維他命是維他命B（從腳氣病beriberi一字而命名），
而後發現的其他維他命則按字母命名。從定義上來看，維他命是指生

物體無法自行製造出的物質，必須要由外界提供。這個標準因不同的生物而異。許多動物能夠自行製造維他命C，因此對他們而言這個物質不算是維他命。人類，以及天竺鼠（很奇怪的雷同）就無法自行製造維他命C，必須從食物中攝取。維他命C在所有的新鮮水果蔬菜裡面都有。如果缺乏維他命C，或者根本就缺乏新鮮食物，那麼便會罹患敗血病。這種病在航海很久、沒有新鮮食物可吃的船員身上很常見，症狀包括出血、虛弱、牙齒鬆脫與掉落等。

維他命的確來自生命過程，因此有很長一段時間，人們都將維他命視作健康的基本要素。不幸的是，人們也很晚才發現過量的維他命劑量會造成嚴重傷害，特別是所謂的維他命D。我們知道，維他命D不真的算維他命，而是一種賀爾蒙，身體能自行製造。維他命D能吸收光，然後讓光來活化它。在這裡，真正的維他命其實是光，維他命D這個物質「僅僅」是一個媒介而已。因此，小兒軟骨症（rickets）可以透過光或維他命D來預防或治療，因為就如同小兒科醫生范德勒（von Pfaundler）所說：維他命D是「保存在試管中的太陽光」。

透過光的照射可以輕易製造出人工維他命D，也可以製造出高劑量。小兒軟骨症，又叫英國病（English disease），一種骨頭中的鈣質儲存不足的疾病，在維他命D的使用下完全消聲匿跡。不過相反的狀況卻發生了──早期鈣化，導致了嚴重的傷害，有些甚至因而致命。過了很多年後，人們才發現這是因為過度使用了高劑量維他命D。

魚肝油含有特別豐富的維他命D。不過這並不會有什麼危險，因為其中的高脂肪含量可以防止維他命D的過度吸收。除此之外，魚肝油也含有維他命A（奶油裡面也有），可以抵銷維他命D的作用。隨著維他命D導致沉澱、硬化、鈣化的同時，維他命A則參與在合成代謝的過程之中。這也是為什麼今天人們會推薦維他命A，以及和維他命A很相像的維他命E，來預防硬化，例如心臟的硬化（心臟病發）。維他命A、D與E是脂溶性維他命，維他命B與C則是水溶性的。如果很單一地將維他命視為生命必需品時，那麼人們便會相信整個健康問題，都可以如維他命那樣被「一手掌握」。因此，美國將維他命D加到所有牛奶裡，就是相信人體「需要」藉它來強化骨骼。年老的女性會被特別建議食用大量牛奶（以及添加維他命D的奶製品），以預防可能發生的骨質疏鬆。維他命D會「強迫」身體吸收鈣質，卻不能決定鈣質應該在哪裡沉積。血液中的鈣質可能會不正常沉積在血管壁上，如膽固醇那樣，而沒有儲存在骨頭裡。這會造成很詭異的情形，也就是血管的鈣化程度大過骨頭的鈣化。如果這種鈣質沉積發生在心臟或腦部的血管，情況可能會更嚴重，最後導致腦部血液循環變差或心臟病。

患有骨質疏鬆的骨頭會變脆，因為缺乏彈性，這彈性與矽有關，而非鈣。鈣會使骨頭硬化，因此骨頭會變得更脆。（舉例來說，玻璃很硬，也就更容易脆裂。）相較之下，有機的矽會結合比自身重好幾倍的水，形成一種半固體、半液體的物質，像是軟骨、皮膚、頭髮、指甲，以及一般的結締組織。黑麥、小米、大麥以及木賊裡都有高含

量的矽，就跟我們煮動物骨頭時會產生出來的膠質一樣。這些才是有骨質疏鬆的人應該要食用的東西。軟骨不只存在於關節的骨頭表面，它同時也負責所有長骨頭的彈性。骨質疏鬆的人，骨頭中的矽含量減少，因而導致骨頭不再有彈性，容易脆裂。

隨著研究進展，許多的維他命群（B1、B6、B12）和更多維他命被辨識出來，例如脂肪中的維他命F，後來被歸類為不飽和脂肪酸（詳情如後所述）。最後大家發現，「維他命」這個詞顯然不再那麼適用了，這也是為什麼最近這些物質的名字被化學名稱所取代（維他命C=抗壞血酸、維他命B1=硫胺素等等）。

維他命的確是高活性物質，是特定生命過程的載體。施用相對高劑量的維他命，便能刺激某些對應的生命過程。不過真正重要的其實不是單一物質本身，而是這個物質相對於它整個環境的關係。在此同時，有許多人攝取維他命時，沒有遵照每日建議的劑量，反而補充超高劑量的維他命，即日常食物中好幾倍的量。有時候這樣做是為了醫治某些疾病，但這並不會改善整體的營養情況。這反而導致了一種結果，當人們發現增加的劑量不再有效，就再不斷增加劑量——陷入永無止境的惡性循環。

糖——不含生命力的熱量來源

　　生命永遠都需要有水的環境，因此植物汁液、奶或血液裡才含有完整的生命力。人性，想要有「純粹」的享受，不想混雜任何其他東西。實際上這代表著，當一個人想要喝甜的果汁時，他想要的其實是更甜的東西。這使人不只從非常甜的甘蔗中擠壓汁液出來喝而已，還更濃縮，移除掉所有不甜的東西，這就形成了甜味的精華，也就是99.97%純度的精製白糖。在工業規模下，濃縮和精製的過程非常快速。工廠製造的糖數量龐大，糖變得又便宜又容易取得。後來，甜菜被專門培育出來，以製造相對濃度更高的糖。因為甘蔗只在熱帶氣候中生長，所以歐洲廣泛使用甜菜製成的糖。不過這兩種糖因為精製的程度很高，所以實際上幾乎沒有什麼差別，這就是為什麼不大可能嚐一點糖就能分辨出它是用甘蔗還是甜菜做的。

　　這種「純粹」代表什麼呢？一個純粹的物質裡，是不含有任何生命的。無窮的生命種類所仰賴的，是與其相關的形形色色的物質。這立刻告訴我們一件事：沒有任何一種單一物質（無論是什麼樣的東西）可以獨自成為生命的載體。它頂多可以保存生命非常小的一部分。糖，的確還保留一小部分，但已經不再是生命了，只留下了「熱量」（不同的東西所保留下來的也就不同）。舉例來說，當一個人

辛勤工作之後，不再有力氣時，就會知道糖的功效。到市中心來一趟大採買旅程後，糖能立即消除我們的疲憊，當然，和一杯咖啡一起享用，效果更好。我們得到了新的「能量」，這是真的！因為這種很「high」的效果，我們便沒能注意到，這種熱量其實不是生命。這是一種我們沒有經過努力就直接得到的熱量，一種借來的力量。沒有任何食物能夠或應該直接進入血液之中，只有糖能做到這件事！所有其他食物都必須先經過消化和內部的處理。但糖的熱量，卻不是經過我們自己的努力而獲得；其實是我們從大自然那裡偷來的，如字面上所說，以一種「微妙的」（refined）*方法偷來的。

很重要的一點是，大自然中不存在純粹的糖！最高度濃縮的糖出現在蜂蜜裡，但蜂蜜的特性本來就是稀少、難以取得。不過，蜂蜜也完全與糖不同，蜂蜜包含非常多的酵素、維他命、微量元素和「活性成分」，全都是生命的載體，來自花，也來自蜜蜂。因此在傳統上，蜂蜜更常被視為一種藥物，而非食物。

到這裡就已經很清楚了，這種從糖取得的熱量、力氣，其實是一種幻覺。只要看看糖的效果在幾小時後就會消失的這個事實，就能理解了。隨之而來的是血糖降到標準以下，也就出現疲累的感覺。這時，更好的解決方法不就是再吃更多的糖嗎？於是，「嗜糖症」便形成了，今天許多這樣依賴糖份攝取的人，其實都是陷入了惡性循環。

---

* 「精製的」（refined）一詞，在英文裡也有「微妙的」的意思。

這在其他文獻中有更詳盡的討論。(9)

　　只需要去看看糖的外貌，就可以了解前面所說的一切。因為糖是結晶，結晶體永遠都不是活的東西，而通常是死的世界的一種典型代表。當然，礦物世界的晶體不包含「熱量」；熱量是糖的專屬特性，也因此糖可以燃燒。糖不只是死的，當它濃縮時更能殺死生命。一直以來，糖都被用在保存上，像是家庭或工廠製造的果醬。當我們將水果和至少50%的糖（就如同家庭主婦做果醬時的口訣：一比一）一起熬煮時，水果就不會發酵，因為發酵作用的酵母沒有辦法在這種高濃度的糖份中生存（一般認為60%的糖會更安全，產品可以被永遠保存；如果用50%，還是有可能會長黴菌或發酵）。

　　很重要的事情是，糖並不能提供生命，只能提供熱量。其中一個很明顯的證據就是，沒有任何人或動物可以完全只吃糖就能活下來，這正是因為糖不能提供生命的緣故。今天大家已經很熟知，糖的吸收需要維他命B，如果沒有了維他命B，糖反而會成為維他命B的搶匪，這長期下來會造成傷害，特別是在神經系統方面。大自然中其實有已經設計好的預防系統，當我們在吃穀類和米時，那些很快就會轉變為糖的澱粉，其實外面就包覆著維他命B，而這些維他命B就是消化澱粉所必須的東西。然而，高度精製的麵粉中，這一層外殼卻被拿掉了。因此在一些國家，法律規定白麵粉之中必須加入維他命B——當然，依據現今的思考模式，添加的維他命是人工合成而來。另一種方法是，將米糠中的天然維他命溶解出來，再加入澱粉之中（蒸穀米parboiled rice*）。但問題是，這種工業程序是不是可能還會造成其他影響？應該要清楚知道的是，只有整顆穀粒才真的能保留住整體的生命。

從上面所述，我們可以清楚了解到，研磨整顆穀粒來食用，比較天然、也比較好。不要把穀類精製成雪白的麵粉，再來加入合成維他命、鐵等一開始被拿掉的東西。就算這樣，這種產品也沒有「整顆穀粒」的價值了。就算我們「把東西都加在一起」、把丟掉的東西都加回來，想避免更糟的問題，也還是不可能製造出一個生命體，能夠像一整顆穀粒這樣。（見維他命一章）

截至目前為止所談的，可以提供我們一個基礎，去思索營養中到底什麼是重要的？到底食物中有什麼是真的必須吃到的？或者什麼是吃不到的？生命，帶著不同的特性。不過，還是有問題。在今天，任何一個想要完全採納健康營養的人都會發現，這幾乎不可能做到。我們需要的產品，不可能總是拿得到。舉例來說，事情不只是拒絕吃進任何一克糖，或偶爾加一點煉乳或消毒過的咖啡奶油，好讓咖啡變得更好喝一點這樣而已。（就算味覺很好的人都不大分辨得出消毒奶油跟新鮮奶油的不同。）這類情況有時需要妥協。但*長期*食用這些「錯誤處理」的牛奶、糖、罐頭食物，則可能造成嚴峻的傷害和缺乏，特別是對孩童而言，因為孩童直接仰賴生命在長大。傷害經常沒有被發現。我們看看周圍就會注意到，孩童和青少年經常沒被限制糖的攝

---

* 也稱半熟米或預熟米。

取。如今，孩童的健康，或者應該說是孩童整體的生命力（不是某種或特定幾種疾病，而是整個體質上的健康）都劇烈衰退，但人們仍很少看出這與營養之間的關聯。(9)

　　癌症同樣會受到飲食的極大影響。科學研究已經證實：腫瘤有代謝發酵物質（指糖）的功能，但是腫瘤無法代謝腐敗的物質。這也就是說，癌細胞從糖中獲取養分，而蛋白質或脂肪是無法供養它們的。這一點甚至被用於某些化學療法中。治療之前先給病人一份濃縮的糖液，這樣的話，病人身體裡的癌細胞代謝會增強，這些癌細胞便能接受到更多的化學治療。而當病人食用了糖分，卻沒有接受化學治療時，那就等同於病人直接滋養了腫瘤細胞。澱粉也有同樣的效果，因為澱粉是糖的初階物質，它可以很快的轉化成糖。所以說，癌症患者不僅應該捨棄糖分（見第25頁），而且也要拒絕澱粉類的食物，即是指馬鈴薯和脫殼穀物：白麵粉（比如白麵包、白麵條）、白米飯等等。

食品添加劑的問題

　　許多食品添加劑都加出問題。先是農業化學物質（殺蟲劑等）的使用，為的是要「拯救作物」。（常聽說：「我們所吃的東西，都是害蟲吃剩的。」）事實上，大多數的「害蟲」都是偵測指標，可以告訴我們環境發生了某種問題，例如施肥過量等等。單一化的種植方式，就是在邀請其他生物隨意享受這些作物。而在另一方面，以高產量為目標的選種培育，也使植物與動物的品種呈現單一性。這需要整體大自然去校正，而所謂的害蟲就是在做校正，就如同雜草也正是在平衡土壤裡缺乏的物質一般。因此，對被破壞的土壤而言，雜草經常是解藥。近年來，**生態學**蓬勃發展，研究大自然界及各種生命體彼此間的相互關聯與關係；這和截至目前為止都佔據主導地位、強調獲利的**經濟學**形成對比。

　　許多時候，我們會用「化學俱樂部」來對抗不歡迎的害蟲或植物，這些化學物殘餘在食物上。但真正的問題是，這樣做根本就錯了。長期下來，大自然會反撲。舉例來說，人們幾十年來都使用效果卓越的DDT，而後才發現蟲子已經產生抵抗力。過去非常厲害的武器因而完全失去效力。結果是，DDT早已在世界各國大規模使用，而且存留於所有哺乳類與人類的脂肪當中。一開始人們信誓旦旦地宣揚

DDT對抗瘧疾的成效，後來效果也逐漸消失。傷害性較輕微的瘧疾（三日瘧原蟲）的確被撲滅，但高度侵略性的瘧疾（惡性瘧原蟲、間日瘧原蟲）卻佔據了上風。在細菌方面，我們也面臨同樣的狀況，這些細菌越來越不受抗生素的影響。

只有少量的殺蟲劑和「植物防護劑」會真正進入到食物裡面！然而，大量的「改良劑」卻在食品加工過程中被添加進來，從防腐劑、上色劑、乳化劑、安定劑、勾芡粉、香料到調味料，還有更多不需要標示就可以添加的東西。以美國為例，大約有2700種食品添加劑不需要標示就可以添加。當然，所有這些添加物都已經被「測試」過，但這些實驗到底如何進行、進行了多長時間，大家也不甚了了。

威廉布施（Wilhelm Busch）曾說，人類「狡獪而聰穎」，因此人長期以來都試圖要模仿大自然，而且當然──要改進大自然。但這只是表面上可能做到而已。一份好的餐點不應該只是很有營養、很健康而已，也應該要很美味。味道和香氣是真正的評斷標準，烹飪的藝術就在於維持或幫助味道與香氣的開展。在過去，加熱就是為了達到這個目的。一般而言，溫度越高，香氣與味道便會越濃厚。舉例來說，加熱肉類的時候，肉會散發出特別的香氣，比生的時候更香。如果肉是用烤的或炸的，香味就會更濃郁。咖啡豆只有經過烘烤才會散發香氣，而這所需要的溫度比肉還高。人性使所有這些烹飪方法成為一門藝術。這些方法某個程度上會讓食物更加熟成，而這些準備過程總是要花上一些時間。只不過現在的人沒有時間，因此，就人工製造出許

多的**香料**。如今，技術不再是問題，數以噸計的人工添加劑被製造出來。一個單一工廠可以製造大約7,000種不同的香味成分，從鳳梨口味到檸檬口味。如果有標示出來，標籤上通常就只是寫著「天然確認香料」（nature-identical aromas）[*]，這基本上就是一種誤導。所有天然的味道或香味都不是由一種物質而來，而需要有大量的物質作為載體。人工合成的生產則通常是指只用一種物質就可以做出草莓口味或香蕉口味。這種方式提供了極大的優勢，因為可以以任何劑量將某種口味添加到食物裡。一個原來沒什麼味道的產品，會一下子變得香味四溢。人只要嚐一口人工合成（所謂與天然相同！）的香味，例如草莓口味，就會嚐到它壓倒性的優勢。科學發現，天然香草風味包含了約40種不同的物質，合成香草醛卻是單一的、「純」的化學物質。當然，它的味道不只非常強烈，而且也非常單調、非常「庸俗」的人工化，全然非藝術性，大自然所創造的味道我們才會稱作藝術。然而，人的味蕾卻已經逐漸習慣了合成香草醛的味道強度與單一特性，以至於大多數消費者認為合成香草醛才是香草「正確」而典型的味道。他們需要合成香草醛。對今天大多數的人而言，更細緻的天然香味反而似乎沒味道了。因此，香草醛幾乎宰制了每一杯香草冰淇淋和每一顆巧克力。現代消費者從童年開始便體驗這些合成香草醛所帶來的高度強烈的味覺刺激，而且逐漸習慣。另外還有物料取得的問題，倘若要

---

[*] 在台灣 nature-identical aromas 的官方譯名「天然確認香料」。直譯為「與天然相同的香料」。意思是指該物質為化學合成，但其化學成分存在於植物或動物之中。與「人工香料」（artificial aromas）不同，「天然確認香料」不必經過測試便可添加入食物當中。

用天然香草莢來調味全世界大量的香草冰淇淋和巧克力，那麼大概所有熱帶區域都必須要種滿香草才行。

　　將人類的味覺固著在某個單一物質上，以其味道為特色，但該味道實際上是又單一又「遠離靶心」，這種狀況其實是一種大家很少會注意到的感覺器官的破壞。這是感官遭受普遍沖刷的一種表現，伴隨逐漸增加而又無法控制的外在刺激與資訊。過度刺激的結果導致感官的全面麻木，不再能感受到較微弱、較細緻的刺激。量凌駕於質之上，人對價值的尺度也整體變得既單一又粗糙。

　　如此一來，生產不含雞肉的「雞湯」，或生產不含（真正）香草的「香草冰淇淋」等等東西，就變得可能了。產品的基底會刻意做得中性、易於包裝，然後香味＋顏色＋大量的糖或鹽，就創造出完美甚至便宜的幻象。顯然，無限的可能在此展開，而且熱切地被付諸實現。

　　除了前面談到的問題外，還必須注意另外一個問題。這些人工合成製造出的「天然確認」的物質，比起許多從未出現於大自然中的純的人工合成物質，會更接近人體新陳代謝一點。這些東西的效果或許非常高超，但卻需要身體去適應。

　　調味料（flavor enhancers）以另一種方式在運作。許多調味料存在於大自然中，這當中最起初也最重要的調味料便是鹽。一盤菜若一點鹽都沒有，幾乎就是索然無味！高等動物也很喜愛鹽，特別是羊。人

是鹽的頭號愛好者，根本就完全對鹽著迷。在古時候，當運輸設備還不如現在時，鹽巴的重量就等同於黃金的重量。以鹽適當調味過的菜餚會有更強的味道，但不代表這樣就比較好。一般的食鹽（氯化鈉）能維繫神經的運作功能。但對植物而言，鹽卻是毒藥，只有少數幾種植物是例外。由此我們便可知，鹽屬於人與動物，其重要性不只在於生物面向，同時也在於它提供了更高的功能。這是因為鹽也是一種娛樂的傳導者，一種興奮劑，這在兩千年前就已經發現了。因為拉丁文sal一詞不僅僅是指鹽，而且它與德文Witz（智力、頭腦）一詞的意義是相同的，意指一種增強的自我清醒知覺。吃大量的鹽不僅會使血壓增高，也會因為血壓增高而使反應加快，人變得更「清醒」，而且是好的清醒。不過，持續性的血壓增高則會導致疾病。

多年前，人們發現了穀胺酸（穀胺酸鹽）*在增加食物風味上的特殊效果。穀胺酸是一種蛋白質中的氨基酸，過去曾被廣泛使用，特別是在中國的廚藝裡。過度使用穀胺酸會使人暫時進入強烈興奮的狀態，然後立即進入同樣強度的疲倦。現今仍有少量的穀胺酸會加入食品當中，特別是在一些現成的餐點裡。

糖也是一種強力的調味劑。這也是為何糖通常被加在鹹的食物裡面（番茄醬就包含大約14%的糖）。如今，不僅所有廠牌的醋漬黃瓜，就連每一道鹹魚和魚肉沙拉裡，都會加入糖或合成甜味劑來強化

---

* 味精就是最常見的穀胺酸鹽調味劑，其主要成分是穀胺酸鈉。

味道，使風味更「完滿」。

從上所述應該已經很明顯了，這種持續性的、單一的「刺激」，會逐漸使我們味覺麻痺。這麼一來，沒攪雜東西的產品似乎就不那麼吸引人了，味覺的細緻度也就此消失。實際上，這種持續性的過度刺激代表的是消耗！這也適用於其他的感官。持續不停的背景音樂及炫彩的光線變化，都會淹沒感官，使我們失去仔細聆聽與仔細思考的能力。最終，我們的內在生命也消耗殆盡。

大多數我們所提到的添加劑，都會使產品比它們真正的樣子更好，像是增加顏色、香味等等。形容得直接一點，這就是詐欺，因為那些不存在的東西被端出來了。添加劑之多，根本無從追蹤起，更不用提這些添加劑彼此間的相互影響和長期效應了。

大家在很久以前就已經知道許多這些物質可能會引發過敏，然而這些添加劑的數量實在太多，根本很難判斷出到底哪一個才會造成過敏反應。

1965年，加州的小兒科醫師及過敏專家法恩葛德（B. Feingold）發現(10)，有一位病人只要在飲食中拿掉所有的人工合成食品添加劑，她的過敏反應便不會發作，持續兩年之久的心理症狀也得到顯著改善。在接下來的十年裡，法恩葛德醫生在其他病人身上也發現了相似的結果，特別是觀察許多過動症男孩的案例時。這些男孩對某些特定的食品添加劑會顯現出非常明顯的過動症狀。法恩葛德醫師因而研發出一

種「飲食法」，其「唯一」的規定就是完全不吃所有人工合成添加物。許多聽從這個建議的父母都發現孩子在短短幾週內行為就有了改善。但是只要孩子又恢復食用這些合成添加物，改善就又立即消失。同樣的，遠離所有的糖也非常重要，至少要停吃四至五週的時間（見第25頁）。

大約在同時，藥師哈菲爾（Hertha Hafer）也發現使用鎮定劑，會使已有行為問題的過動孩童情況更加嚴重。興奮劑反而會有非常短暫的改善效果。她最後發現，有一類不需要被標示出的添加物會引發孩童的症狀。這類添加物就是磷酸鹽（磷酸鹽多被用來加在汽水、即溶飲料、所有的香腸與乳酪抹醬）。關於磷酸鹽就不必對其詳加說明了，因為它是一種天然的物質。然而，如果產品中被添加了大量的磷酸鹽的話，那便*不再是*天然的了！完全不吃這些食物以及糖，可在極短時間內顯著改善孩子的狀態，許多父母都能證實這點。但哈菲爾的發現和法恩葛德醫師一樣，都被官方忽略了。因此父母在各地成立了自助團體（磷酸鹽聯盟Phosphate League）*(11)*。

為什麼這些非常少量的添加物會對某些人引發生理（過敏）與心理（過動）的嚴峻反應呢？特別在孩童身上？人仰賴大自然世界而活，但自然界不能在還沒有經過改變的狀態下就進入人體組織當中（見下一章：消化）。大部分這些添加物都是外來物質，不存在於自然界中，人的新陳代謝系統無法適應這些東西。對抗外來生命的自然過程是在生命的道路上逐漸發展出來的。孩子在一開始會先得到免疫

防禦力，剛開始時這些防禦過程不會對這種人工合成的外來物質產生反應，因此，這些添加劑就能夠「不請自來」，進入人體當中，之後才被辨認出是外來物質時，就已經太晚了，後果就是過敏反應（這其實不是真正的過敏，而是一種過度反應hypersensitivity）。也有可能，人體完全沒有顯示出防禦反應，生命過程被阻斷、或者發生一些病理變化，就如同碰到毒的反應。如上所述，身體本身因而就關閉起來，不再能自我控制了。

有一些食品添加劑的確早在一百多年前就已經出現。不過很明顯的是，添加劑的使用是在近年來才突飛猛進地增加。看起來，能夠容忍的極限已經到了，至少對越來越多的人來說是如此。奇怪的是，多數添加劑的使用是為了增進食物的外觀，這從營養的觀點來看完全是很多餘的事情。不過，要改變這些對人體健康的危害，最需要先去改變的，就是消費者的習慣與需求。

了解消化

正如前面所提，營養的目的在於提供人生命。不過，各種生命載體中的生命相異甚鉅，馬鈴薯中的澱粉和小麥裡的澱粉不同，同樣的，貓科動物的蛋白質和牛肉的蛋白質也相差甚遠，以此類推。幾千年來，貓都吃老鼠，而老鼠身上卻擁有與貓完全不同的蛋白質，如果老鼠的蛋白質進入到貓的體內後卻維持不變，那會變得怎麼樣呢？這樣一來，經過一段時間之後，整隻貓就都成了老鼠蛋白質。顯然會出現變化的一定不只有毛髮而已，整隻動物的體型和行為也都會發生變化。換句話說，貓就逐漸變成了老鼠。為了防止這種事情的發生，高等生物就擁有消化系統。消化系統的功能就是在分解外來生命，防止這些外來生命原封不動的被身體吸收。也就是說，消化系統可以保護我們，使我們不會因為外來生命而變成另一種生物。

生命種類極多且廣，但我們的食物裡只有三種東西可以是生命的載體：蛋白質、脂肪和碳水化合物。很重要的是，沒有任何一個活的生命體只擁有其中一種物質，這三種物質必須一起運作才能提供生命的基礎，而他們也分別對應三種不同的消化過程。

1.蛋白質

蛋白質是人與動物身體的主要物質。不只在蛋裏面可以發現蛋白

質（「蛋白質」的德文Eiweiss意思即為「蛋白」。），肌肉、器官、皮膚等等也都包含非常大量的蛋白質。蛋白質需要非常強的消化運作。主要是從胃開始，胃黏膜會分泌特定的液體來進行消化，包括一種強酸（鹽酸）和稱為胃蛋白酶的一種消化酶，兩者皆會「改變蛋白質的性質」（denature），使其凝固，如此一來蛋白質就不會和原來的生命那麼緊密地連結。這也會使蛋白質更容易被攻破，對後續消化道的處理非常重要。胰臟所分泌的液體會將物質進一步分解，小腸的消化液則將蛋白質簡化為胺基酸，也就是所謂蛋白質的「建築磚」。這整個過程的目的，除了破壞分解之外，就是要移除蛋白質的特定性質。這麼一來，就不再是雞的蛋白質或牛的蛋白質了。不再是外來的了，而是「中性的」。接下來，只有非常細微的碎片可以被腸壁吸收，他們會穿越肝門靜脈，進入肝臟。

消化過程無疑是一種分解代謝或破壞過程。大家或許會認為所有生命都已消失，而所有那些活的蛋白質所留下的，只不過就是一些死的胺基酸。不過，這只有部分正確而已。當「破壞」在身體*裡面*發生，過程中所釋放出的生命力便會刺激身體本身的生命體（以太身）。生命，就如同光一樣，是一種力量，且也只在一定的時限內與物質連結。而現在，生命就在身體內被釋放出來了。

接下來是肝臟中的再合成作用，視情況製造出特定的貓的、牛的或者人的蛋白質。在這個過程中，生命力又再一次跟物質連結在一起。胺基酸也沒有完全死掉，它們在內部新陳代謝中經過進一步的處

理，經過再合成或分解，而成為對生命非常必需、且影響效果極大的荷爾蒙類的物質。腎上腺素就是其中一例。

蛋白質分解的不同階段都可能會出現問題。如果分解不完全，或者攝取太多蛋白質以至於身體完全無法處理時，這些未被消化的蛋白質便會抵達大腸，被裡面的細菌分解。這個過程跟小腸內的分解過程不同，而是一種腐敗的過程，就像大自然中生物體外的腐爛一樣。其中所產生的一些物質會帶有高度的毒性，可溶於水，所以會被身體吸收，然後需要肝臟來解毒，給肝臟更多的壓力。

胃酸和胃蛋白酶的目的，不僅是在一開始就讓蛋白質變得「可以消化」而已，同時也要簡單消化一些我們不想要的外來生命，例如細菌，它們也同樣由蛋白質所組成。舉例來說，由自願者所參與的實驗中發現了，如果胃裡有更多的鹽酸，那麼霍亂菌就不會影響人體；如果鹽酸被稀釋，細菌便通過胃而存活下來，後續就在腸道中滋生，導致人染上霍亂。很不幸的，現代在餐前或隨餐喝飲料的習慣，使得胃酸被稀釋，並助長了感染，特別是在比較溫暖的氣候下、或者在清潔不足的環境裡頭。*甜的*飲料會增加這種風險，因為唾液和消化液的分泌比例，是依據我們嚐到或聞到的是甜食還是肉而定。但若在食物添加一點例如檸檬汁的東西，像是加在沙拉裡，則能反過來幫助身體對抗細菌。*(12)*

如果蛋白質在胃中有經過前消化，但卻沒有被完全分解，就有可能以未分解的狀態被腸壁吸收。但是，這些東西仍帶有外來的特性，

因此身體便會產生反應，試圖通過皮膚去消滅這些「半蛋白質」，這便造成皮膚起疹子。這就是其中一種食物過敏的表現方式。

當然，不吃這些食物會有幫助，但這並不夠。相反地，我們必須要刺激我們的消化功能。可能可以吃一些酸的食物、或苦的東西（將苦茶當開胃酒），但別喝甜的飲料。大家也都知道，辣的香料可以幫助肉的消化，特別像芥末和辣根*。

2.脂肪

脂肪需要比較少的消化。脂肪球，相對而言比較大，必須先縮減體積，方能被身體吸收。這就是膽汁的功能。膽汁是一種由肝臟分泌的液體，它能乳化脂肪，也就是說，它可以讓脂肪與水結合。牛奶、奶油、美乃滋裡的脂肪是已經乳化過的，因此比固體的脂肪更容易消化。固體脂肪要先被分解為脂肪酸與甘油後才能被人體吸收。

膽汁的產生與其消化脂肪的能力，會依據一天的時間而有所不同。早上及白天是膽汁最多的時候，到了晚上膽汁分泌便會停止。在晚間吃任何油炸的食物，像是薯條和美乃滋，是非常冒險的事，因為那時已經沒有膽汁了。身體會努力試圖從膽囊裡面擠出最後一滴的膽汁，結果就造成膽絞痛（biliary colic）的發生。所以，這其實是個生活節奏的問題。同一個人在中午吃同樣的餐點，通常不會引發這樣的

---

* 辣根 horseradish（學名：Armoracia rusticana）是十字花科馬羅卜屬多年生宿根耐寒植物。可以做蔬菜使用，具有刺激鼻竇的香辣味道。辣根除了用於歐洲國家的烤牛肉等菜肴的佐料外，也作為仿製山葵調料的材料。

反應。典型的英式早餐，培根與蛋，也會刺激膽汁分泌，因此而促進
人的活動力。膽汁使人有活力，人的活動又會反過來促進膽汁流動，
甚至會到要「爆炸」的程度，這在火相氣質的人（cholerics）身上經
常可以見到。火相的人是「膽汁人」（chole在希臘文裡面是膽的意
思），如果他們無法向外宣洩他們的活動力，這些活動力便會轉而向
內，他們就可能像古老的德國諺語所說的那樣，氣到「又綠又藍」。
這時候的膽汁沒有進入腸道，而是跑回到了血管及皮膚裡面，而這是
很危險的，會毒害到自己。蛋、脂肪、油炸的食物，還有像咖啡這類
烘烤過的產品，最會刺激膽汁分泌。因此，有膽汁問題的人應該盡量
避開這些食物，或者晚上就不要吃它們。

3.碳水化合物（醣類）

碳水化合物甚至更容易消化。這點透過下列的實驗就可以了解。
將一塊麵包或煮過的馬鈴薯放在嘴中咀嚼幾分鐘，便會發現有一股甜
味慢慢出現在口中。這是因為唾液裡面包含著一種消化酶，可以將嘴
巴裡的麵包澱粉轉化為葡萄糖。很驚人的是，基本上所有的蔬菜與植
物都以這一種物質所構成：葡萄糖。葡萄糖會合成為澱粉，然後儲存
在植物中，例如在穀粒或馬鈴薯裡頭。而這些澱粉又可以再一次被分
解為葡萄糖。不過，隨著植物老化，它的澱粉會更濃縮，而形成無法
消化的纖維質，很明顯的就是蔬菜老化後的木質部分。

這種消化也需要一些活動力。人如果沒有活動力，或者吃了太多

糖，這些糖便會跑到大腸，在那裡微生物繁殖旺盛，就跟我們前面所談的蛋白質一樣。在蛋白質的情況裡是導致腐敗的細菌，但在這裡，則是酵母在葡萄糖中快樂活躍。酵母會發酵，舉例來說，可以將葡萄汁做成酒，或者透過酒精發酵將麥芽變為啤酒。當然，這些腸道酵母並不是啤酒釀造或麵包師在用的同一種酵母，而是未馴化過的「野生」型。無論是哪種菌種，其新陳代謝的過程都與人體內部的新陳代謝不同，如前面所說，人體內的糖主要會被分解成乳酸。這些野生酵母不僅會如馴化過的酵母一樣產生「純」酒精，也會產生許多中間產物，和酒精發酵過程中的劣等酒一樣。這些中間產物易溶於水，因此會被吸收，而可能嚴重打亂人的新陳代謝過程，引發頭痛、疲倦、心情低落和各種不同的問題。

事實是，近年來的「文明」世界裡，糖的食用量大幅度的提升。在美國，平均每人每天有140克的糖被吃下肚，其對糖的消費量已經超越了麵粉的總額。一方面，人體持續受到更多糖的衝擊，份量遠遠多過我們身體所能負擔，而另一方面，我們也完全沒有花任何力氣去消化它。意思是，我們沒有去發展或使用可以自己從麵包或蔬菜澱粉中產生出糖的能力，導致我們的消化活動越來越衰弱。結果，人體逐漸無法掌握糖。這說明了為什麼微生物在生物體外存活時，糖會變成很好的培養基——就像酵母。如同所有的微生物一樣，酵母具有高度的適應性和善於改變的特性。也難怪，本身無害的酵母（酵母是蕈類）不但可以在整個腸道中攻城掠地，也可以殖民到其他器官，像是肺，

甚至可能造成致命傷害。顯然，問題不是出於「壞」酵母，而在於人錯誤的行為。人不再是「自己身體的主人」了。

基本上，這個情況和我們談過的蛋白質是一樣的。身體過度負擔蛋白質會導致腐敗的發生，而過多的糖，則造成酒精發酵；無論何者，都不應該在人體內發生。

前面已經提過，在人體的新陳代謝中，糖會分解為乳酸。乳酸也會在人體外產生，酸奶、乳酸發酵的醃黃瓜、酸白菜，以及酸麵包（sourdough bread）裡都有。這會涉及到另一個問題，而且這個問題到目前為止一直都被大家忽略。我們會在麵包烘培那一章詳細談。

總而言之，消化的目的不只在提供生命而已，同時也在於花費力氣去取得生命。必須以最緊密的方式抓住這些物質，然後改變它。這種力氣必須要在兒童時期就開始培育，嬰兒則只有潛力。如前面所說，這種發展也可以使人更有力量去對抗任何的「外來物」。身體內所發生的自我對非我的防禦，就叫作「免疫反應」，這也必須經歷時間才能發展出來的。消化，就是最初的練習方式，而且是免疫系統中很重要的一部分。因此免疫系統需要被發展出來，除非免疫系統有被操練，否則它就會很虛弱。魯道夫‧施泰納非常簡潔扼要地說明了飲食與消化的關係：「人自己吃進疾病，卻也自己消化出健康」（Man eats himself sick and digests himself healthy）。

我們每天食用的麵包

　　將穀類製成麵包絕對可以追溯到整體生活還非常宗教化的時代，如今還遺留下來的，就是麵包仍持續在宗教儀式中扮演重要的角色。這種製作麵包的方法必定來自古老的神秘知識，因為在基督教的主禱文中會說：「今日的飲食（原文為「麵包」）今日賜給我們」（Give us this day our daily bread）。

　　要製作麵包，穀類就要經過研磨。在古時候，會用兩塊石頭慢慢地磨。這個方法現在已經改變了許多，研磨技術中金屬已經普遍取代了石頭。研究發現，研磨金屬的內部最高溫可能上達1,000℃。顯然這代表著，穀類中容易受影響的蛋白質已然變了質。機器中的微量金屬殘留，也可能導致研磨過程中所釋放出的活性成分產生老化的現象。

　　在過去，人類種植許多品種的穀類，它們在很久以前都是由草育種而來。許多品種在今天已不再有經濟效益，而停止培育。因此，過去所種植的小麥品種，有95%在過去100年間消失。米也是同樣的狀況。在1900年左右，印度種植50,000個品種的稻米，今天，10%的品種就涵蓋了所有稻米生產量的90%。不過近年來，科學家開始致力於古老品種的保存。

幾世代以前，歐洲人的麵包是以黑麥製成，而小麥被用來製作精緻的麵包與蛋糕。這在過去幾十年發生了極大的變化。今天，小麥已經普遍被視作是麵包穀物了，甚至將「小麥」一詞代表一般的「穀類作物」。有一個問題跟這有關，但大家未曾留意到。研究發現，完全以小麥餵養而不吃其他任何東西的老鼠，在經過一段時間之後就會死亡，因為小麥的蛋白質品質有限，舉例來說，它缺乏一種叫做離胺酸（lysine）的胺基酸，而這種胺基酸是生命所必需的。當然，我們今日的飲食非常多樣化，可以彌補這種缺失，但我們不能否認小麥仍然有這個問題。這同樣也會發生在小麥麵包或全麥麵包（葛拉罕麵包）上。如今我們很難斷言說如果使用的是原始小麥品種，會不會使麵包品質更好。黑麥絕對有比較好的營養價值，這就是為何在古時候的中歐，麵包一直都是用黑麥製成的原因。我們應該可以想想供給黑麥麵包和非小麥麵包給士兵食用這件事。士兵必須要健康強壯，與小麥相比，黑麥能夠更加有效地幫助士兵們達成這一目標。古時的囚犯們得到的食物只能是麵包和水，除此之外，他們在通常情況下也會吃到用黑麥麵製作的麵包，因此，雖然囚犯們每日從事繁重的體力勞動，他們大多數依然維持健康的身體狀況。

　　不過這個問題也同時是一個地理問題。小麥只能在溫帶地區生長，黑麥需要的氣候更冷。事實是，在不同氣候裡生長的東西，對那個區域的生物是剛剛好「正確的」。愛斯基摩人在他們的自然棲息地所攝取的營養，跟熱帶地區的人完全不同。如果兩相交換，*這兩者都*

會生病。這裡指的是主食，而這也不代表寒帶區域種不出檸檬就「不應該」吃檸檬。這仍然是單一性的問題，因為小麥根本上已全面取代了所有其他的穀類作物。

舉例來說，德國在1893年，黑麥比小麥的比例是67：33，所以人們食用黑麥的量是小麥的兩倍。到了1970年，比例已變成了25：75，也就是小麥的食用量為黑麥的三倍。人們整體吃麵包的量也大幅減少。在1800年，德國每年每人的麵包食用量為300公斤，到了1910年，數字下降到157公斤，到1970年只剩下62公斤。

我們來看看不同的穀類作物。

小麥是全世界種植最多的作物。它可以製成許多東西，如麵包、蛋糕以及蛋糕店裡賣的各種小點心。特別如果你用的是高度精製的麵粉，那麼所有不同的味道都可以被加入（甜的、鹹的、酸的）。小麥容易消化，本身帶一點點香味，可以做為任何想要食材的基底，奶油、肉、起司或果醬，任何想要的都行。每天食用的麵包因而淪陷為沒什麼味道的基底，用來在上面塗抹些什麼東西，然後也沒什麼生命力。這同樣發生在白米上，只要本身沒有什麼味道的，就是「理想」的白米，適合搭配任何菜色。

近年來，越來越多人開始對牛奶和小麥產生過敏反應，特別是患有神經性皮炎（neurodermatitis）的孩童。很顯然，部分原因是因為現代小麥的單一性，大家幾乎只吃用酵母發酵的小麥麵包。這種現代小

麥品種是特別為了穀蛋白黏膠質（gluten）的含量所育種出來，這種物質也就是穀氨醯胺（glutamine），黏著效果好，可以讓麵包又軟又有彈性。因此，這種育種的重點並不在生物品質，而在烘培技術的實用性。這種蛋白質的質變，有可能就是為什麼越來越多人會對小麥過敏的原因，因為基本上過敏反應永遠都跟蛋白質有關。

近幾十年大量在麵包烘培時使用小麥，真的是一場悲劇。小麥在所有的穀類裡面，是最精緻、最高度發展的作物，而且經過長期的育種，絕不可能很強健，因此不適合拿來每天食用。古代人好像隱約對這件事有感覺一樣，他們只在禮拜日和節慶場合才享用白麵包和蛋糕。這些食物大部分都供應給比較富裕的人，而在那個年代，這是大家都接受的事。在一般的工作日，大家就吃營養比較豐富的黑麥麵包。

後來，大眾的思維方式發生了全面改變。現今人人都覺得自己像是個「國王」，所有的享樂都隨時恭候，盡可能不用花費什麼力量就可以享受。大家沒注意到這是一種缺乏節制、虛幻的生活型態。就小麥而言，這代表著太陽果實、穀類之王、主日佳餚，被降了格，變成每天都能食用的低階奴僕。當我們說小麥的生物品質不好，應該就很像在要求一個鋼琴演奏家每天去砍樹一樣，他很不願意把工作做好，因為他的能力根本是在完全不同的領域上。或許也可以這樣形容，就像我們要一隻賽馬（小麥）去犁田，牠工作的品質不僅會很差，而且在工作過程中會毀掉那隻動物。同樣的，小麥也是被這樣錯誤的使用，而無法為人類提供正確的營養。而這種誤用若持續到夠久，人體

的反應就是過敏。

不應該因為這些，就把小麥當做成「不好的」，正好相反！實際上它就是太珍貴了，所以不能被拿來每天食用。在舊約時代，人們對這是有感覺的，所以「精製麵粉」只能被用在儀式或特定的時機裡。小麥所提供的本來就該是靈性經驗的基礎，而不是生物性的生命基礎。（見第91頁）

育種分化永遠都是個問題，穀類作物是這樣，農場動物也是這樣——特別育種並飼養那些乳汁產量高的牛、有肉的豬、可以產蛋的雞。所有育種分化的問題在於，當一方面有高度表現的時候，永遠都會伴隨另一方面的缺陷。這種表現導致生命力的剝削，也因此讓動物更容易受到病害。純種狗就是一個例子。「雜種狗」對疾病的抵抗力頑強得多，而且也更粗壯，這代表著越有生命力。這並不是說所有的育種我們都要反對，而是我們不應該將經濟獲利和高產量視為育種的唯一標準。

斯佩特小麥（spelt）和小麥很像，但沒有像小麥那樣被過度育種。它需要在特定的氣候區生長，多數生長在德國南方和瑞士。斯佩特小麥的特色是，它幾乎完全無法忍受人工肥料的存在，所以絕不可能依此增加產量。如果在斯佩特小麥半熟成時就在烤箱中烘乾，稱作「綠穀」（green corn），可以做成非常美味的湯。斯佩特小麥製成的麵包比較輕，和小麥麵包很類似。

比起小麥，**黑麥**的營養更豐富，味道更強烈，也更「重」。數千年來，黑麥都是主要的麵包穀物。但由於它的強烈味道，比較不適合用來製成蛋糕與餅乾。近幾十年，人們開始朝向一種更便利的生活，避免做出任何努力，也就是說，大家偏愛的食物也要很容易消化，特別是甜食，最好都不需要花費任何力氣就可以消化掉。麵包生產者會經常使用小麥的原因是因為小麥比黑麥輕，而黑麥更結實。許多人都已經不再知道真正好的、營養豐富的麵包到底是什麼味道了。的確，每天吃100%用黑麥做的麵包是有點太沉重了些，理想的作法是藉由加入10~20%的小麥來減輕麵包重量。黑麥喜歡在惡劣的氣候中生長，和它本身的天性相符，而小麥則喜歡比較溫和、溫暖的氣候。

　　燕麥在所有穀類裡有最高的脂肪含量（11%），蛋白質含量也相對較高，所以不需要再添加什麼食物。因此，燕麥一般被單獨用來作成麥片粥、炸丸子等等。燕麥不能拿來做麵包。特別是糖尿病患者一週若能有一天「燕麥天」，將可以從燕麥的蛋白質、脂肪和碳水化合物組合中得到好處，只是這一天除了燕麥以外不能吃麵包、馬鈴薯、米和其他任何形式的碳水化合物。脂肪相對含量較高的燕麥，並不會提高膽固醇的水準，相反地，這種脂肪會刺激膽汁進入腸道當中。由膽固醇形成的膽酸會被刺激，血液中的膽固醇含量反而下降（見膽固醇一章）。燕麥的外殼特別堅硬，需要特別的研磨技術來去除。可惜的是，燕麥的胚芽也會跟外殼一起被去除，而這會使燕麥喪失它發芽的能力，也就代表喪失掉它的生命力。接著燕麥會被滾壓成

燕麥片。不管是生的還是煮熟的，燕麥都是營養豐富的大眾食物，且富含鎂質。但是很自然的，滾壓過的燕麥不僅喪失掉它的胚芽，也很少能在完全新鮮時就被送到消費者手中。（當燕麥中的脂肪老化或逐漸腐敗，燕麥便會出現一種苦味。）所以，人們在調理燕麥粥時，最好使用新鮮的燕麥，且需要研磨的較為細小，可以的話，用裸燕麥比較好。這種燕麥是無殼培植出來的。這樣的話，燕麥穀粒就不會隨著脫殼工序而失去它的胚芽，從而可以保有它的發芽能力。把燕麥研磨之後，將其置於水中浸泡一夜。第二天早上，加入一些鹽和少許的牛奶，在爐上煮五分鐘，加熱時需要不斷地攪拌。最後，端上桌前，可以再配以少許的奶油或是牛奶即可。這種經過研磨，繼而浸泡過的燕麥也可以被當作生穀粥來生食（見第24頁）。

大麥，跟燕麥一樣，也不能被烘烤成麵包。在古代，大麥是角鬥士*的食物，角鬥士被稱作hordearii，意思就是「吃大麥的人」。奴隸也吃大麥。這兩群人都必須要很強壯，有很好的體力。大麥一個特別的特性是它有很高的矽含量，人類需要這種礦物質才能生長頭髮、皮膚、軟骨、骨頭和其他結締組織。大麥外殼的灰燼含有70%的矽。大麥有典型的長芒，就好像天線那樣能接收宇宙的影響，這些影響由矽來中介，然後作用在結締組織和整個生物的構成上。因為矽和光的關係非常密切，所以大麥也被稱作「光之箭」（Grohmann, G. The Plant）。將大麥作為營養的一部分，不只可以賦予所有結締組織形

---

* 也稱劍鬥士，古羅馬時代一種身份特殊的奴隸，通常是戰俘或其他犯了過錯的奴隸，其職責是在競技場上進行殊死搏鬥，為人們提供野蠻的娛樂。

態，也特別能幫助感覺器官和腦部發育。

　　大麥也有很高的蛋白質含量（10~15%）和較低的脂肪含量（2%）。現今還有在吃整顆去殼的大麥穀粒，叫做洋薏米（也稱珍珠大麥），可以做成營養豐富的湯，特別在山區。像燕麥那樣，大麥也必須經過脫殼，去掉硬殼的同時胚芽也就不見了。而裸大麥，正如裸燕麥，還能夠發芽，也就是說，它還含有最大程度的生命力。粗穀粉（grits）則是由燕麥、小米和大麥混合製成。

　　今天，大麥主要被用來餵養動物和生產麥芽。要做麥芽，要先浸泡大麥，直到大麥發芽，接著乾燥及粗磨。產生出的麥芽糖會被用來跟啤酒酵母一起製成啤酒。

　　「大麥水」也有很悠久的傳統。大麥水的作法是浸泡大麥、煮沸、過濾，然後收集剩下的液體而製成*，對感冒、流行性感冒、發燒以及黏膜（如呼吸道或胃）感染的疾病有很好的效果，也可以用來補充營養。

　　倘若在矽的活動方面出現問題──頭髮、皮膚、軟骨、骨頭和結締組織，或者感覺器官──可以試著四、五週讓飲食中的碳水化合物都只有大麥（和小米），或許會有幫助（不要吃麵包、馬鈴薯、麵條或米）。這也對「不潔淨的皮膚」有幫助。可以用大麥片，也可以用大麥麵粉做的炸大麥丸、大麥粥，或者吃生穀粥（見第24頁）。

---

* 　使用 2 公升冷水、4 湯匙全穀大麥、2 湯匙葡萄乾、1/2 茶匙肉桂：小火燉煮 1 又 1/2 小時，過濾，冷卻，喝收集到的液體。

長久以來，**小米**都是窮人的主要食物。（窮人的食物雖少卻很健康，而富裕的人則常把自己的身體吃垮了。從食物的面向來看，今天每一個人都很「富裕」，所有的情況也隨之改變了。）小米也富含矽，足以與大麥匹配。和米的煮法很像，小米可以搭配蔬菜和肉類一起吃。人們當然也可以把小米碾碎，像燕麥那樣調理成粥，生食或是煮熟來吃（見前文）。生的、且未經碾磨的小米是不大適合食用的，小米也不大適合添加於麵包裡，因為烘培的溫度不足以使小米變得可以入口，反而會讓麵包的口感變得「沙沙的」。

　　各種穀類都源自於歐洲，**稻米**的「主場」則在東方。稻米生長的方式就顯示出它的特性，每一粒稻穀都長在自己的小穗軸上面，也就是它自由懸浮，並且從水中生長出來。其他接近這種形態的穀類是燕麥，而大麥也與稻米相近。在西方，**玉米**是主流。和稻米相比，這種穀類全部都一起排在莖上，這種植物與土地的關係更密切得多，更屬於土地。玉米的另一個特徵是，它是很貪心的作物，會從土壤中消耗很多養分。

　　由玉米和稻米、東方與西方的差異，可以看出這些植物如何被它們的地理環境所型塑。東方與西方。經過千年的食用，它們也在人類的生活形態與心理狀態中留下了印記。歐洲的穀類在各方面都處於這兩個極端的中間位置。擁有先前所描述的正面與負面特性的小麥，就位於兩端的中央。

烘培——人類活動的典型圖像

製作麵包時，重要的不僅僅是配料，穀物種類的挑選和混合，而且後續的製作過程也是非常的重要。智慧與經驗告訴我們，麵包最好盡可以用整顆穀粒來製作。理想上要在烘培當天再磨好麵粉，這樣穀類才是活的生物。一旦穀粒被研磨，老化便開始，因為這種研磨會拿掉保護層和澱粉與胚芽間的隔絕層。發芽所需的酵素會被釋放出來，不再能保有原來的功能。空氣（氧氣）進入，然後一切開始進行化學變化，最後開始老化，生命逐漸消逝，只有被稱為卡路里的能量被保存下來。為了讓穀類變成更好消化的形式，建議將整顆穀粒**細磨**成粉（不要粗磨）。絕不可能期待說，把整顆不磨的穀粒拿去浸泡再烘培，還是保持整顆穀粒的這種「全穀麵包」，會有比較多的生命力。況且這種麵包還更難消化多了。

在老鼠的攝取實驗中發現，研磨後放置14天的全穀麵粉，其生命便衰退了，衰退的程度是，用這種全穀麵粉或這種麵粉製成的麵包餵養老鼠到第四代，也就是第14天時，老鼠就不再具有生育力；而餵食新鮮研磨的全穀麵粉或麵包的老鼠，到第四代仍沒有任何損傷。因此，要盡可能在穀類研磨成麵粉後盡快製作麵包，這很重要。不過，我們應該要補充說明，這只適用於全穀麵粉上，因為只有全穀麵粉才

包含高反應性的（及活的）物質！高度精製的白麵粉永遠都不會變質，因為外層的酵素和維他命都已經被拿掉了。我們或許也可以說，白麵粉能保持得較好，就是因為它已經死了，而這也使它更好消化。舉例來說，這也是為什麼在美國，法律規定要添加鐵質和維他命到精製麵粉製成的這種「麵包」裡頭。也盡可能加入（人工合成的）維他命、礦物質、微量元素等等，製成「高品質麵包」。大家相信，這個添加物的名單越長，這個麵包就「越好」。最後加入已經高度硬化的油脂，讓這個麵包變得又軟又有彈性，好像軟保麗龍一樣。

在歐洲，人們似乎也開始發現這個每天隨手可得的白麵包沒有真正的品質。這也是為什麼大家會使用數都數不清的各種添加物進去。不只生產含有黑麥及一點小麥的麵包，也生產出用四種、六種穀類製造的麵包，還加入堅果、亞麻子、葵花子、南瓜子、馬鈴薯粉、大豆、牛奶、葡萄乾和其他很多東西。這絕不代表麵包就改善了。還有，小米是一種非常好的穀類食品，前面有提過，但小米就不能做出更好的麵包。

到底什麼才是合理的？黑麥麵包，相對來說比較重，可以用一點小麥來減輕重量。但馬鈴薯粉完全不屬於麵包，到第92頁會有更清楚的說明。在麵包中加入油脂，也是非常晚近的「成就」，正如前面所提，油脂會使麵包變得非常軟，讓吃的人不大需要嚼，甚至完全不用咀嚼。而加入牛奶可以製成軟軟的牛奶餐包，它其實更像點心，亦即它更屬於一種享樂的媒介，而不屬於生活。當然，在特別的節慶場合

或週日，會很難抗拒牛奶餐包的誘惑，不過它們絕對不是用來每天食用的，或甚至更糟的是只單單吃它們。

麵粉要磨到什麼程度也很重要，也就是說，整顆穀粒（澱粉質和外殼）中有多少被拿來製成麵粉。這會形成不同「型號」的麵粉*。麵粉中外殼層的含量，可以由灰燼量來測定，這部分屬於礦物質，也就是燃燒100克麵粉後的殘留物。測灰燼的重量，一顆穀粒裡，澱粉質的灰燼大約只佔0.4%的重量，外殼的灰燼則大約佔5%。灰燼重量越重，麵粉的顏色就越深、重量也越重，其研磨程度也越高（越多外殼），也就是整顆帶有外殼的穀粒被研磨。舉例來說，含0.405%灰燼的麵粉，就被稱為是型號405的麵粉，顏色淺，並沒有經過很高程度的研磨，只用了澱粉質。全穀麵粉則都在型號1000以上。

古時候，人將麵粉跟水混合在一起烤出無酵餅（flatbread）。含水量低使無酵餅容易保存，但也代表它很硬。這也是為什麼現在幾乎已經不製作的原因。可以用全穀製作的脆餅（Knäckebrot），則是這種餅殘留下來的形態。

一般常見的麵包烘培法，是讓麵團「發起來」，二氧化碳的氣泡會使麵糰鬆弛。二氧化碳是乳酸菌及酵母分解後的產物，特別是酵母的產物。結果麵包裡會產生很多小洞，讓麵包更容易咀嚼和消化。

幾千年來，人們都使用酸麵團來發麵團。有證據顯示，這個方法

---

* 在台灣，麵粉以黏度區分為高、中、低、無筋麵粉，在歐洲則以型號分類。

早在古埃及時代就已經被使用，而且全世界皆知。因此它不可能像是今天有人所「解釋」的，是一種隨機發現，而一定是來自於對大自然運作過程的深層洞察力。酸化會發生，是因為健康的空氣中就含有乳酸菌。正如前面所說，乳酸菌會分解牛奶中的糖變成乳酸，而在適當的環境下，乳酸菌也會在麵團澱粉的糖中蓬勃發展。對乳酸菌而言，比起小麥，黑麥是它們更喜歡的營養基。在水中攪拌黑麥麵粉，並維持在30℃，大約三天就會變成酸麵團了。如果要確保一定製作成功，也可以在裡面加入一點酸奶或乳清。相對來說，只要準備少量的酸麵團，就可以做出烘培全批麵包的麵團。總是會將很少量的酸麵團保留下來，儲存在陰涼處，以供下次烘培使用。到時候，它又會被加到新的麵團裡，然後傳遞裡面的微生物（這種方法在技術上稱為：用活菌幫麵團「接種發酵」）。這個方法需要時間，而且很容易受到溫度變化、甚至天氣變化的影響。

這種在麵包中的天然酸化過程主要會產生出乳酸，但 —— 依據「指示」—— 也可能產生二氧化碳、醋酸、以及其他會使麵包發出典型香氣的成分。溫暖較多時會幫助醋酸生成，溫暖較少則有利於乳酸生成。天然酸化不是一種一成不變的物質，而是適應營養基底和環境狀態的活生生的生物體 —— 就像是製酒過程中的酵母一樣，這我們在前面已經詳細討論過了（第37頁）。這和製作酸奶、醃黃瓜、德國泡菜的原理是一樣的。或許需要再一次強調的是，由碳水化合物分解成乳酸的過程，和人體的新陳代謝過程是全然協調一致的，糖被分解為

乳酸，而非酒精。這種用酸麵團的傳統烘培方法非常耗時，而且真的是門藝術。如今，花時間就代表花金錢，以至於人們會研發出「快速酸化」和「人工酸化」的方法。然而重點卻錯了，真正重要的不是最終做出來的產品，而是顯現哪一條路被選擇了。更快的方式是將醋或其他酸性物質加入麵包裡，但這樣又失去了烘培的實意了。

另一種大家較不熟悉的烘培法是所謂蜂蜜鹽麵包（honey-salt bread）的配方，這來自於魯道夫·施泰納博士也曾提過的馬斯達司南運動（Mazdasnan movement）。接續蜂蜜鹽麵包的想法後，又研發出一種活菌麵團，裡面加的是豆粉，而有所謂烘培酵素（Backferment，意思就是「烘培發酵」）的發展。它包含特別育種出來、具有高度活性的乳酸菌和酵母。這種產品非常適合成員簡單的家庭使用，因為出爐的麵包總是狀況很好。（在古時候，農夫加豌豆粉到麵團裡這件事是個秘密，其實就是為了讓麵團更均勻、更集中。）用「烘培酵素」的話，原來不適合烘培的穀物就可以用來製作麵包了（例如玉米和蕎麥），這對有腹腔疾病的患者是有用的資訊。但因為「烘培酵素」麵包比酸麵團麵包有更多酵母，所以沒有酸麵團麵包那麼健康（見「烘培時使用酵母的問題」一章）。

烘培時使用酵母的問題

Hefe（也就是現代德文中的「酵母」）這個字，源自於古德文中 hevo（膨脹物質），也就是說這個東西早在1000年前就已經存在了。但顯然這個字指的是酸麵團，而非酵母。它不可能代表酵母，因為正如我們今天所知，酵母是1854年巴斯德進行酒精發酵實驗時所發現，他發現要進行酒精發酵就需要這種微生物。藉由空氣（二氧化碳）的產生，這些流體「膨脹」起來。hevo（酵母）這個名稱，最早應該是到中世紀的麵包烘培後才為人所熟知，用來指這些被分離出來的生物。過了很久之後才被分類為出芽蕈類，酵母亞綱。再後來，人們進一步區分啤酒釀造所使用的酵母，而後烘培師父用的酵母再被獨立出來，並進行工業化生產。

近幾十年來，用酸麵團製作麵包的原始方法，幾乎已經完全被酵母使用給取代。原因是先前所提過的時間節省問題，而且很重要的是，用酵母烘培不需要什麼特別的技術，每個人都一定會成功。然而這當然也代表著，它用不同的方法在分解碳水化合物。它走的是**酒精發酵**的方向，不符合人類天性。而在種植小麥、捨卻黑麥的情況下，更助長了這股趨勢。

當然，並不會有人因為吃酵母製的白麵包，就真的受到什麼樣

的傷害。不過，如果這是許多人、好幾代的人都唯一只能吃到的「麵包」，那麼碳水化合物就會以錯誤的程序在進行分解，隨之而來的後果便會出現（請見「消化」一章）。

自然界中，甜的水果表面總是會有酵母。酵母就真的是坐在那裡，等著要降落到真正的生命元素，也就是降落到糖之上。糖和酵母非常親近，就像腐敗性細菌和蛋白質之間的關係那樣。所有這些菌的新陳代謝機制都和人不同。

不過，有一個例外——就是乳酸菌。乳酸菌「屬於」牛奶和黑麥，就如同酵母屬於糖及小麥一樣。乳酸菌也能分解糖，但方式與酵母不同，卻與人類分解糖的方式完全一模一樣——分解成乳酸。麵包可以用乳酸菌（酸麵團）來烘培，和用酵母一樣，兩者的差別在於兩種分解方式完全不同。酵母在產生二氧化碳的同時會產生酒精，這並不是說用酵母製作的麵包會包含很多酒精，讓人一吃就醉。酒精的沸點比水低得多，所以烘培過程中酒精或多或少都已經蒸發殆盡。然而重點在於，添加酵母時，糖或澱粉的分解會朝向與酸麵團不同的另一**方向**。在人體裡，糖的分解不會產生酒精，而是產生乳酸。

因而今天出現了一個無人能解的問題。用天然酸麵團製成的麵包，相較於用同樣麵包——或說同樣的麵團——但用酵母烘培，這兩者到底對人有什麼影響？如前所述，烘培（以及在這之前研磨麵粉的過程），都是以一種前消化的形式，目的在分解穀類。人體能夠做的

就是隨著先前已被指出的方向繼續前進。現在，可以採納的方向很不同。乳酸，在酸麵團過程中產生，完全與人體新陳代謝的過程相符。古時候的人都很清楚這種事情，所以全世界都採用這種程序，就算做出的產品都不相同（麵包、德國泡菜、醃黃瓜、克瓦斯淡啤酒）。而分解出酒精，則完全不符合人體新陳代謝過程——就算人體的新陳代謝中也會產生非常微量的酒精也一樣。乳酸的特性先前已有詳細討論過了（見第37、38頁）。

問題其實不完全在於出現什麼樣的產物，也就是麵包裡殘留的是乳酸還是烘培時已經離開的酒精，問題還是在於人的體質所會跟隨前進的方向。

人當然有能力換一個方向走，方向就在那裡，也或者根本就是原本就已經在走的方向。問題在於**長期效應**，這也是營養上普遍的問題。在100年前，酵母逐漸開始被使用，不只用在啤酒釀造，也開始用在烘培上。它仍持續在增長，以至於今天幾乎所有麵包都是用酵母製的。沒有人會質疑這件事，而且大家很簡單地認為這就是唯一的「對的麵包」。然而，這代表，已經有好幾代人的新陳代謝過程是以另一個方向在進行的，而且每個人都是從最早的兒童時期就開始了（見第91頁）。

我們要了解，烘培用的酵母本身完全沒有害處。相反地，它是維他命B很好的供應來源，畢竟它含有選擇性育種出的純種酵母菌。但

我們必須知道，所有的微生物，細菌、酵母、真菌或病毒，都非常容易變化、適應力很強。它們能夠很快適應環境，能改變環境也改變自己。舉例來說，麵包酵母就很容易就可以轉變為腸道酵母。

補充一點，前面提過糖的食用量一直穩定地在增加——也經過了150年以上。[9]當然，除非是高度濃縮的狀態，像是果醬那樣，否則糖是酵母最理想的營養基。甜的水果會在水果表面提供酵母適當的環境，而牛奶、黑麥還有蔬菜，則為製造乳酸的乳酸菌提供了天然的生長環境。

因此，很容易就可以看出，糖食用量的增加以及麵粉「錯誤引導」的分解方式，都在腸道裡為酵母製造了理想的生存條件。結果造成越來越引人矚目的醫學問題——酵母感染。酵母的野生型通常比乳酸菌「更強壯」，但人體仍能對付。但更重要的重點是，人們不只與麵包一起吃進大量的酵母，透過高糖份與白麵粉提供酵母理想的營養基，同時也向酵母指出錯誤方向，讓它跟著烘培方法的方向走，因為麵包就是用酵母所做的，而非用酸麵團做的。這個效果不會立即就顯露出來，會經過數十年的時間。這是一個學習問題！每一個孩子要斷奶而開始適應不熟悉的食物時，都必須經過學習——適應牛奶或穀類，孩子會逐漸進階到更粗壯的食物。如果一個孩子沒有學到要花上一些必要的努力、要發展消化的能力，那麼他的新陳代謝過程就會一直很虛弱。最後，就會有很多東西他都無法消化，甚至再也消化不了任何東西了。糖、白麵包和類似的東西都在鼓勵這種發展，因為這些

東西都不需要身體有所反應，就如前面所說。如果在此同時，展開在人眼前的是一個分解澱粉的方向——不是幾年而已，是好幾十年、好幾代——好像本來就應該是那樣，人採取了那條由酵母朝向酒精的方向，而非那條酸麵團朝向乳酸的方向，每天每天都如此，那麼，人體最後學到的就是選擇這個錯誤的方向。這會改變身體整體的體質。結果是，仰賴這條方向的酵母會大幅增加，也越來越強壯。最終它們不只會佔據腸道，也佔據其他器官，舉例來說像是陰道或肺臟。

倘若這些酵母「恣生亂長」（特別像念珠菌）時只會產生酒精，像一般的酵母一樣，就不會太糟——雖然這有時候會發生。真正更危險的是，這些亂長的酵母無法抑制地散播開，並進一步退化而產生像劣等酒、低脂肪酸和更多這一類的東西。這些都不屬於人體的新陳代謝。同樣的問題也發生在廉價酒品的製造上，也就是當中的發酵過程沒有正確被引導，這些東西就會造成宿醉（頭痛、噁心等）。因此，不只是腸道會被破壞，而是上述各種代謝產物都會影響肝臟，甚至影響免疫系統和情緒狀況。

如今大家都已經知道，糖在這所有事情裡都扮演主要的角色。不幸的是，只斷絕糖的攝取已經不夠，人們還必須要避免*所有種類的甜*（見第25頁）、白麵粉產品、酵母烘培的麵包，以及果皮（這種飲食方式稱為「反酵母飲食法」）。大多數病人都是在所有方法都嘗試過、仍力有不逮時，才會願意忍受這種飲食方式。

當然，也有一些非常有效的藥物可以殺死酵母，很多時候使用這些藥物都能有顯著的改善。然而，一旦停止使用抗真菌藥物，原來的問題很快就會再回來。除了前面所提的無糖飲食外，也需要用一些口服的治療。有許多處方可以改善腸道菌叢，其中有一些特別培育出來、非常強大的腸道細菌能趕走酵母。還有炭，如果可能的話用咖啡豆製的炭，可以解毒。除此之外，所有苦的食物都能夠刺激腸道腺體的功能。很重要的是，這種治療必須持續很長一段時間（6至12個月），而新陳代謝的退化與酵母卻會在幾天之內就發生。

　　當然，其他因素也扮演各種角色。今天大家已經知道，抗生素不只殺死「致病的」細菌，甚至更會去殺死那些「友善的」細菌，而腸道內必須要有這些益菌，像是其中的乳酸菌，不過酵母菌就絕對不算腸道益菌。人們到現在才知道，使用抗生素這種「神奇武器」是太過危險的事。許多防腐劑、色素、乳化劑和消毒劑（如牙膏裡面）常常沒有必要，卻被加入產品當中，這些沒有一樣對生命而言是有用的，長期使用下來也絕不會對腸道菌叢有什麼正面影響。情緒因素也會影響腸道菌叢，這從很久以前就為人所知了，就像以前的人會說某個人嚇到「把自己弄髒了」。腸子會反映出我們的心魂（soul）行為。不過，食物仍是影響腸道以及/或者導致腸道菌叢退化的主要因素。長期來看，不只是酵母，就連所有細菌、病毒、甚至昆蟲的這種「恣生亂長」（going wild），甚至越趨嚴重的「心魂抓狂」（going wild of the soul），都是要我們重新去思索我們生活方式的基礎，再思改變的需

要，包括營養。

在古時候，當人們還覺得自己的工作是有意義的時代，他們知道他們所吃的食物會影響他們的靈性經驗。因此在舊約聖經裡，清楚區分了發酵麵包和沒有發酵的餅，而且可能使用的是小麥。每天食用的麵包是為著地上的活動，當然，就會是發酵過的。然而，要用來獻祭的，經文特別寫明，應該要「用麵粉……製成的餅與……薄餅，都是無酵的。」（民數記 6：15）「凡獻給耶和華的素祭，都不可有酵。」（利未記 2：11）發酵所攜帶的是大地的影響，本來不會進入麵粉這種「還純然屬於宇宙」的物質中。因此，這就被用在逾越節前這段獻祭、吃「無酵餅」的日子，在這段時間內，人不應該與屬於大地的人類活動連結在一起，而要向靈性的宇宙事件敞開。同樣在新約聖經也明確指出要保留住這種習俗（例如路加福音22：7、使徒行傳12：3）。一直到幾十年前，這些都還在中歐被保留成傳統，人們因而只有在禮拜日或節慶場合才吃白麵包。週間，用酸麵團製成的黑麥麵包才會上桌。不用對這種習俗太過狂熱，但我們已經發現，吃酵母製白麵包的整體改變，的確會影響人體的新陳代謝，即使人們還沒有真正了解這件事。這種麵包食用習慣的變遷，反映著人將每天都視作禮拜天的現代態度。

總結來看，麵包或許真的應該是人類營養的基礎。但是，現代大

多數的麵包種類卻都已遠遠離開這種理想麵包了。重要的不只是使用哪一種穀類、穀類的來源、土壤施肥或收割的方式，也還包括接下來的一研磨與烘烤。今天這些過程往往都全然工業化，不符合其真正的目的。舉例來說，烘培的目的不只是要讓消化更容易，同時要用人的勞動力，將大自然所給予的食物*再往前走一步*。適當的**手工**處理本意是要讓麵包更靠近人性，而超越只是純生物面向上的生命傳送。它應該以人的方式，讓人與大地連結。經過正確引導的輕微**分解過程**，就像發酵，能夠開啟新的**建造過程**。從這個方面來看，這種原始的麵包製造程序其實是一種典型圖像，顯示著人對大地工作的意義。

麵包和蔬菜是我們碳水化合物的天然來源。然而18世紀時，**馬鈴薯**從中美洲引進到歐洲。如今它已在飲食中佔據了很大的地位。要從馬鈴薯的澱粉、蛋白質和一些活性成分的「組成」去了解它對人的影響，結論其實不會很明顯。然而它的起源與存活的方式卻顯現出馬鈴薯重要的地方。穀類永遠都在植物的最高點生長和成熟，許多我們所吃的蔬菜則是來自於葉子或根（當然，花椰菜就吃「花」的部位），這就給了我們一些提示，讓我知道它們作為食物的用途。在研究人類的靈性科學觀點裡，根部與人的頭腦與神經系統相關連，因此當想增強、活化、支持這些部位時，就應該多吃根部。（辣根在頭部治療上特別有效，就有這種直接關連。）馬鈴薯生長在地面下，就像根部，但它們不是根，而是塊莖，來自莖的部位，因此依他們本來的性質，它們應該長在地表之上。也很明顯的是，馬鈴薯的根完整地成形，所

以可以說馬鈴薯沒有一個正確的植物型態。創造形態的過程是來自光，這可以從不讓植物照射光線時看出，植物會變得蒼白，長得大但形態不明顯。如果有什麼東西在錯的位置上生長，就會是個問題。對人而言，它代表著馬鈴薯塊莖假裝成根，這不可避免地會對神經方面造成影響，卻又缺乏應該要有的形塑力量。長期食用的話，這種形塑力量的缺乏便會影響我們整個身體。這可以看得見，當人們吃很多馬鈴薯時，腹部會變很大，德文裡面特別把這種肚子叫做「馬鈴薯肚」（Kartoffelbauch）。更重要的是，這也會影響我們的思考，因為思考是存在在光之中。這並不是說吃馬鈴薯會讓人變笨──剛好相反。這種某種程度缺乏光的思考，會延伸至俗世的事情，舉例而言，就是成為現今社會中高度發展的技術型思考方式。

很重要的是，馬鈴薯屬於茄科（Solanaceae）。所有這科的植物在某種程度上都是有毒的。其中有一些植物所有部位都有毒，像是菸草或顛茄（Atropa belladonna），其他比較多是只在某些部位有毒性。舉例來說，馬鈴薯就是果實的部分有毒，而塊莖沒有。不過塊莖也會產生毒性，如果暴露到陽光底下而變綠的話。其他的茄科成員，像是番茄、茄子以及甜椒，果實無毒，因此可以吃。再度強調，這並不是說不要吃馬鈴薯或番茄，只不過我們要「適當的節制」。近年來在許多地區，人們吃到都已經遠遠過量了，番茄、茄子和甜椒排擠了其他的蔬菜，這又是一種單一性。

肉食還是蔬食？

許多年來，這一直是非常激烈爭論的主題。一方面科學研究的證據顯示，人要存活，就必須要攝取某些只有肉類才擁有的特定胺基酸。這派的結論是，人要活就一定要吃肉。但另一方面，也有人一生都沒有吃過肉，他們不只很健康，而且事實上還比肉食者更健康，這是統計顯示給我們的結果。但是，這兩種營養持續被推崇為「唯一正確」的營養。這背後到底是怎麼回事呢？

蔬食（vegetarian diet）的意思是不吃肉類，但會攝取奶、奶製品、蛋和魚，雖然魚的情況不大一定。因此，科學家稱這種包含奶製品和植物的飲食方式為「奶蛋素」（lacto-vegetarian diet）。

為什麼肉那麼特別呢？為什麼蔬食者拒絕吃肉，卻願意吃奶和奶製品呢？

有些人天生就討厭吃肉，有些人則認為，如果人在吃肉之前必須自己去殺雞或殺牛，那麼成千成萬的人會立即開始選擇蔬食。

肉，其實是動物的肌肉組織，這也包括心臟。在古時候，各種內臟器官，如肝臟、肺臟、胸腺和胃也會被拿來吃，今天則只有肌肉才真的被稱為是「肉」。在過去，人們很清楚知道肉所代表的

意義。大約兩千年前，靈或魂與肉體結合的過程就被叫做「入世」（incarnation），意思就是「進入肉身」。舉行彌撒時的拉丁文裡面還會說et incarnatus est（降世為人）。那時的人非常清楚，人活在肉體之中，特別是心臟之中。今天，腦是不是真的就是心魂（soul）的居所這件事已經不再成為一個問題，大家都視為理所當然，認為它就是對的。

不過這代表，從雞、豬或牛身上而來的肉，並不只包含生命而已。動物心魂的一部分，同樣也在肉身當中，所以我們要討論的動物的生物性影響，沒有如心魂的影響那麼重要，因為心魂才與肉有關。當然，這並不是表示，一個吃了很多雞肉的人就會逐漸變成一隻雞。不過，他會隨著肉，吸收一點點「動物特質」到他裡面。如果我們研究那些吃很多肉的人，就會發現。他們更有活力、更衝動，有時候也更積極。這裡會比較強調心魂。一個真正對人的研究會讓人了解，這些特質完全與食物的生物價值沒有關係。當然，食物的生物價值是心魂開展的基礎，生物性的生命必須存在。但這個生物價值會影響心魂特質到什麼程度，又完全是另一個問題了。

當遇到那些**任何**一點動物都不吃的人時，便可以發現這種差異的明顯之處。他們也不吃蛋、奶或奶製品，他們是純素食主義者（vegans），一種最嚴格遵守素食的人。堅守這種生活型態數十年的人，會呈現非常大的變化。一些前面提到過的特質，像是積極性或劇烈的情緒反應，會變得遠離他們的經驗範圍。一些營養專家會說，這種人

已經逐漸遠離生活或無法面對生活。在我們的時代裡，似乎真的是如此，但絕對可以問：今天這樣激烈的生活型態真的比較適合生活嗎？有跟生活更協調嗎？無論如何，營養的影響會延伸到社會生活。

這些例子顯示，肉對人的心魂有刺激的效果。吃肉通常會讓人更清醒，人要怎麼樣運用這種清醒則是另外一件事。這是靈性的問題。

或許會有反對的聲音說，比起吃蔬食，吃完一頓肉類大餐後會更疲累。這個觀察是正確的。但這裡並不是指立即的效應，而是指幾個月、甚至幾年、幾十年後所察覺到的效應，這是對體質的影響。

今天看待事情的方式，也就是焦點都很單一、只擺在物質上的方式，會讓肉以及乳酪等奶製品間的差別變得消失。人家說這兩者都只是蛋白質和脂肪。這是非常粗糙的簡化，不符合真實狀況。我們剛剛所說關於肉的事情，完全不能套用到奶和奶製品上。肉和血液都是紅色的，而奶是白色，光是這點就已經說明了很多事了。對那些對顏色很有感覺的人來說，紅色如今仍然是溫暖的一種符號，同時也是刺激，甚至是積極的符號。白色是中性的、安撫的。

當然，這種差別也可以用化學成分來說明：血液中含有鐵，也就是鐵讓血呈現紅色。奶會是白色的，那是因為其中有乳化了的脂肪，也就是說，脂肪以一種非常細小的滴狀形態，均勻的分散到奶的每一滴水中。除此之外，奶的鐵質含量非常低。奶被設計出來服務的對象，嬰兒，本來就不需要有很多活動力，更不能讓他過動。他們需要

安靜成長，這會一直到青春期。今天許多醫學專業圈的人不了解這件事，所以在許多嬰兒的奶製品中添加鐵質，但它通常效果不大，因為會被排泄掉。

奶含有非常易受影響、非常不穩定的蛋白質。它不包含動物心魂的成分，動物心魂是在肉裡面。因此，任何種類的肉都不適合年幼的孩子，對嬰兒而言甚至少量的肉都不行。

另一方面，大一點的孩子有時必須要吃一點肉，特別是各方面都比較慢一點的孩子或比較想睡覺的女孩子，特別想要吃肉或香腸。如果允許她們吃一點，就會發現她們幾週後就變得比較「清醒」，然後按著她們的年紀而有比較好的發展。當然，我們也可以「解釋」說，這是因為肉——相對於奶而言——含有更多孩子所「需要」的磷和鐵。無論如何，這完全是個人的問題，需視孩子的體質而定。不過，應該已經很明顯的事情是，肉類的食用量如今已經高到一種程度，孩子的身體組成都已經因而發生了變化，甚至已經被破壞。肉絕對不是人普遍需要的基本食物。肉更像是一種興奮劑、一種享樂的媒介，也因此肉的食用量才會一直在增加。

首先，讓我們來看看主要的幾種肉。如上所述，肉會包含動物的某些心魂天性。到這裡已經可以理解為什麼人從不吃貓和狗——至少不經常吃。（在中國，狗肉被視作一道佳餚，但不是每天食用的「一般」肉。）前面提過，貓和狗主要是靠著吃其他動物而活，因此狗肉

的生物價值比較差。但現在還要加入這種心魂元素。貓和狗天生就是掠食者，如果人大量或長期吃這種肉（好幾十年或好幾代），牠們心魂特性的某部分便會傳遞到人的身上。因此，在人有記憶以前，就已經不吃肉食動物的肉了。（愛斯基摩人似乎是例外，例如他們吃海豹這種以捕魚維生的動物。不過也必須要考慮，他們的生活情境完全不同，不能簡單套用到其他人生活型態上。）

拿牛和狗或貓比較，差異就馬上會顯現出來。牛眼睛裡那微微朦朧、夢幻的眼神，以及牠的沉重與緩慢，說明了這種動物「本身的平靜」。（印度人仍然非常清楚地意識到這點，對他們來說牛是神聖的動物。）這也是為什麼牛肉是肉品中最理想的形式。

不過，過去幾十年來，**豬肉**被大量生產、推薦，並且食用量逐漸增加。沒有人覺得豬肉有什麼問題。大家認為豬肉富含蛋白質，且由於溫和的飼養方式，豬肉的脂肪含量低，也有高含量的維他命B等等。這些或許都是對的，但沒掌握最基本的重點。1994年後，肉類整體的食用量微微衰退了一些，但豬肉還是食用量最高的肉類，佔全部肉類食用量的64%（在2009年，德國一頭豬大約可生產39公斤的豬肉；全部動物平均起來每頭約有60公斤的肉）。

然而，猶太人和阿拉伯人因為宗教理由而不吃豬肉。這個禁令可以回溯到宗教還影響著生活各個方面的那個時代。這也是為什麼這些

人——還有古時候許多人——有很多延伸到醫療、營養和衛生領域的規範。問題是，為什麼這個超過一萬年前的禁忌專門針對豬呢（事實上是針對分蹄但不反芻的動物）？現代人相信的「解釋」是，因為豬是骯髒的，這是一種非常草率而且錯誤的觀點。豬天性上是在土壤中找尋食物的，牠們這樣把自己弄髒是很自然的。但如果在一個符合豬隻需要所建造的豬欄裡觀察一窩豬，便可以發現他們會使用其中一個角落排便，與睡覺的區域分開，完全不骯髒。不過，牠們還是什麼都吃。這就出現了我們先前所提到的根本問題，也就是人不應該吃肉食性動物。

另一個更重要的問題是這個：被豢養的豬，是唯一真的和人很像的動物，舉例來說，很像人裸體的時候。這並不是什麼外表的問題，而是某種本質的表現！還有，豬的牙齒排列也與人非常相似，雖然牠們的牙齒體積更大。所有其他哺乳類的牙齒都有明顯的分化。牠們不是發展臼齒、犬齒，就是發展門齒，豬和人則是三種牙齒都平均發展。更有甚者，豬的新陳代謝器官（腎臟、肝臟、心臟）和人的器官有不可思議的相似度，因此人才會試圖在無法取得人類器官時，使用豬的心臟與肝臟移植到人體之中。在技術上這完全可以做得到，在未來甚至可以做到更大規模，而這只顯示出，人已然完全失去對生命、心魂與靈性本質的所有感覺了。

當然，或許有人還是會說，正因為豬和人之間的這種相似，豬肉可能很適合人吃。某種程度上來說，這種怪異的說法是正確。豬肉真

的很好消化。但這也正是問題所在。相對而言，豬的蛋白質和人的蛋白質相似，因此豬肉不僅容易分解，而且也正因如此，有些人的新陳代謝不會把豬肉視為外來物質。這因而造成豬肉的分解不足夠，而以一種「半分解」的狀態被人體吸收。有風濕問題的人也許已經從經驗中發現。他們或許曾經歷過飽食豬肉大餐的隔天病情惡化的情況，這就是因為豬肉還沒有完全分解就被吸收。這麼一來，身體就必須要在新陳代謝系統中自我防禦，也就是在肌肉或關節裡面，當身體試圖要分解這些外來蛋白質時，便造成疼痛的發炎反應。

可能又有人會說，這只發生在患有風濕的人身上。重點是，透過他們，透露出了整體情況的一些啟示。再次說明，健康的人偶爾吃一點豬肉，或者適量的吃，並不會有什麼樣的危害，但過量攝取或者千年不變都吃豬肉，則會改變人的體質。這並不是說人會變得「像豬」，但是，這種動物如此接近人，牠的動物因子或許會破壞人的體質。這個事情在幾千年前就已經顯示給人類領袖知道了。

現今，除了患有風濕問題的人以外，健康的人應該都可以吃豬肉。但是，這有一個條件：吃的量要跟古時候一樣。每一個農場都養可以吃掉其有機廢物的豬隻數就好。食物要視作上帝的恩賜，不要像現在這樣丟掉。然後每年殺一頭豬。現在豬肉的食用量多過這個量的好幾倍。因此長期來看，這絕對會有影響，特別是對新陳代謝系統。一般而言，新陳代謝會逐漸衰退，而這也會影響其他方面，包括我們天然的防禦，弱化我們的免疫系統。不幸的是，「免疫不足」這個詞

今天只被用來指愛滋病，這其實是會誤導人的簡化說法。實際上在全世界，人對抗外來影響力的防禦或抵抗力都在下降。過敏疾病大幅增加，就是很明顯的證據。(7)

雞肉是鳥類，相較於哺乳類而言，鳥類跟人的關係是比較遠的。鳥類的天性是生存在風中，不會完全與土地連結。因此，鳥類的肉，作為其天性的載體，也會「比較輕」，比較屬於宇宙一點。一直到最近，大家才普遍知道雞高湯是一種絕佳的復原劑，特別是對正從病中恢復的病人。雞高湯不含肉，而是雞肉的濃縮精華。雞肉是更久之後才能給調養中的病人吃的，可以幫助他們復原。這個習俗是來自對動物天性的古老知識。今天，這在某種程度上已經不再是真的了。雞被大量以工業規模飼養，這不是符合牠們天性的方式。人們的確知道，用籠子飼養蛋雞和大肆養肥雞隻，都不符合動物的天性。但就算有飼養者了解到這個問題、也願意用不同方式養殖，卻會發現難以與那些高度理性化、高產量的工業方式競爭，他們總是以極低的價格供應產品。

這些事情非常普遍，也必須要納入考量。在畜牧業，與田間作物的情形一樣，那些對生物需求的關注，總是被經濟產量原則犧牲。養豬是為了豬的肉，然而，肌肉本來是要用來運動的，要運動就不可能一直處在狹窄的籠子裡。所以，這些肉雖來自運動器官，卻根本沒被

使用過，也因而不可能以健康的方式生長。

牛犢肉（小牛的肉）比牛肉更柔軟，因此販售的價格也比較好。因此，生產者會試圖盡可能讓小牛一直繼續當小牛。他們把小牛關在黑暗的屋子裡，讓血紅素（也就是血）的形成被減緩，讓肉保持白色。這時，體形已經比較大的「小牛」，還是只以牛奶餵食，不餵其他東西。餵的是奶粉，由過剩的牛奶製成（通常是脫脂奶粉）。小牛自己母親的牛奶都被拿去販賣了，不然就是母牛可能又再懷孕，因而會像農夫所說：「乳汁乾了」。

從我們所談的種種內容中，應該不難看出，動物心魂的影響會延伸到牠的蛋白質，也會影響到這些產品。這些不符動物天性的畜養及宰殺方式，顯然極其殘忍，而且這種殘忍也必然會進入產品當中。需要再強調的是，這些影響不會立刻就很明顯，但若繼續忽視下去，數年、數十年過後，這些影響就會顯露出來了。

魚肉是獨立的一種類別。比起鳥，魚跟人的距離又更遠了。我們可從魚整體的生活方式中發現到。不過，魚類生活的差異性非常大，從喜歡盡可能回到充滿光的溪流源頭的鱒魚，到居住在永遠漆黑之深海、並發展出嚇人形狀的深海魚種都有，這兩種之間還有人類長久以來會捕撈食用的鹹水魚類（海魚）。許多的魚都是徹頭徹尾的掠食

者，以吃其他的魚維生。我們先前提過的食物鏈概念又再次出現——生物性的生命會在屢次的通道中逐漸消退。不過，這點並不那麼適用於魚類，因為牠們所居住的地方是充滿生命力的海水裡。海洋是地球的生命庫。魚的意識程度不同於地表上的動物，後者的意識所仰賴的是各種破壞性的過程。魚類強大的生命力展現出來，便是繁衍後代的巨大能力。一條魚可以生出數以百計的卵。基本上，所有的鹹水魚類都含維他命A和維他命D，大比目魚和鱈魚的含量特別豐富。就像魚肝油那樣，牠們的脂肪有很好的療癒性，最重要的就是高含量的維他命A、維他命D，以及不飽和脂肪酸。近期的研究發現，冷水的海魚，像是鯖魚，含有一種特別能使人健康、高度具有活性的油，可以溶解血管內形成的沉積物，特別是動脈硬化和心臟病。

和鹹水魚比起來，今天多數時間在水池長大的鱒魚就沒有上述這類脂肪。牠們幾乎百分之百全都吃工廠所製造出的食物，也因此必須在宰殺幾天以前先被放到另一個水池，餵食不同的食物，以改善牠們肉的味道。因此鱒魚的蛋白質是一道精緻佳餚，而非一般食物了。

這些健康的海水魚類中的例外分子便是那些硬殼動物了（螯蝦、蟹、龍蝦等等）。這些硬殼動物是吃動物的，而它們所吃的動物又是以其它動物為養分的來源。這就意味著，它們的生命已經不再是「第二手」了，而早已是「第三」或是「第四手」了。更為棘手的是，它們幾乎只吃屍體，也就是只吃已經死去的動物。以此可以得知，這些硬殼動物不僅生命力微少，而且它們的內在品質也很成問題。所以，

在猶太人和阿拉伯人的飲食中也絕對不會出現這些硬殼動物。

最後，在新約聖經裡，給出了幾個餅、幾條魚就將五千人餵飽的圖像。顯然魚真的可以作為宇宙力的載體，就如同麵包一樣，真正重要的其實是這些宇宙力。

我們現在知道，攝取過量的蛋白質會導致慢性中毒。因為這個原因，近代蛋白質的建議食用量大幅被降低，因為平均而言，人們都吃了太多的蛋白質。儘管如此，那種唯物主義的觀念還是一再被人們所接納：由於我們自身的身體物質和動物身上的物質，總體而言是由蛋白質組成的，所以，為了建構蛋白質並且保持它，我們就必需給身體多補充些蛋白質；人們認為，素食主義者可能會較容易出現蛋白質缺乏的狀況……而事實並不是那麼回事，這讓我們想到一種純粹的草食動物，比如說牛：牛的身體本身就是由幾百公斤的蛋白質組成的，牛還每天在它們的牛奶中製造出大量的蛋白質──然而，嚴格來說，牛是只吃植物的。顯而易見，蛋白質的建構不依賴於身體是否吸收了蛋白質。但是，人們始終擔心自己在飲食中得不到足夠量的蛋白質。所以不只是蔬食者，現在許多人都在找來自植物的**蔬菜類**蛋白質，然後他們在**蕈類**當中找到了。近年來蕈類的食用量大幅度地增加。幾十年前，人們只在蕈類生長的時節吃蕈類，也就是在晚夏或秋季的時候。現在新方法發展出來，任何時候都可以生產蕈類，採收方式也更簡

單。

蕈類的天性是什麼？蕈類生長在草地和樹林裡，但它們不是綠色的。這代表它們沒有葉綠素，因而不需要光來維持生命。因此蕈類可以生長在完全黑暗的碉堡裡。這就已經是問題所在了。蕈類只是假裝是植物！但它其實根本不是植物，因為一個「真正的」植物是依賴陽光而生。蕈類需要的是腐敗中的食物，也就是那些正在失去生命的食物。這就是為什麼蕈類生長在如黑暗中的馬糞那種地方。它們的身體物質是蛋白質，也就是動物的本質，但它們的行為卻像植物一樣。它們製造蛋白質，蛋白質不需要光。植物製造碳水化合物，而碳水化合物在原理上就是濃縮的光，正如我們前面幾章曾談到的。我們再一次發現，重要的不是物質組成──胺基酸、維他命等等──，而是蕈類本身的物質是一種無光的蛋白質。當然，蕈類可以食用，但其品質的影響不符合生命過程。實際上，這種蛋白質和昆蟲製造的蛋白質（幾丁質）是一樣的。再次說明，這並不是說都不可以食用蕈類。然而，當過去十年，幾乎每道菜裡都有蕈類、甚至每盤沙拉裡面都添加了生的蕈類（在美國）時，這就需要注意了。將這種缺乏光的特色元素帶入人體，長期下來會有負面影響，生物面向上的影響可能還少，卻會影響在心魂的面向上。當然，這種新陳代謝雖不會直接、卻會間接支持其他「蕈類」的生長，也就是酵母的生長，因而又會促成更多的「酵母感染」，也就是我們前面談過的（見第88頁）。

為了尋求一種植物性蛋白質，人們也很喜歡去吃**黃豆**。黃豆屬於豆科類植物，所有的菜豆一般也都算作是豆科植物。這類植物的特點便是：含有大量的蛋白質；然而，這些不錯的植物還有一個典型的特徵：會產生碳水化合物。單單這一事實就已經證明，豆科植物有著違反植物本性的特點。在畢達哥拉斯*學校裡，基本上是不吃豆類的，因為當時認為，消化豆類會妨礙人們進行深刻而又有邏輯性的思考。當今人們的體質已經不再會因為豆類而使思維受到嚴重的影響，只不過，豆類仍會對消化造成影響，也就是說，豆類會引起腸胃脹氣。套用民間的俗話來說，當身體在消耗豆類時，人們是處於一種遲鈍的思想意識狀態的，正如那首格言所說Er hat Winde im Kopf（他腦袋裡有氣。意指：腦袋被堵塞住了）。事實上，所有的豆類——特別是黃豆——都含有一種物質，這種物質會阻擾某些消化液的正常運作——因此產生嚴重的消化不良。通過加熱便可破壞這種有毒的物質，所以，在食用黃豆之前，首先必須將其煮熟。豆類的本性如此：豆類一旦是生的話，便會有毒——如果我們想要努力達成健康飲食的話，就需要注意到這一點。

---

* 古希臘的哲學學派。

蛋——濃縮的生命

　　今天，蛋的價格便宜，而且隨時都可以被大量購買。但一直到幾十年前，蛋都還只在春天母雞生蛋的時候才能取得。當然，人類，如此聰明，透過把母雞養殖在一天約22小時（人工）日照的有限空間內，改變了蛋的生產。就這樣，母雞承受著生育的壓力。

　　到底什麼是蛋呢？很注意這種事情的人會發現，蛋的形狀說明了，蛋基本上就是水晶的相反。有著精密多面的水晶只存在於死的世界裡，而蛋的形狀則只存在於活的世界。蛋是生命的典型形狀。我們或許也可說那是宇宙的典型形狀。這聽起來或許不大尋常，但真的是這樣。大家知道地球和其他星球是以圓形的軌道繞著太陽轉的，不過這並不完全精確，因為它們其實是以橢圓形軌道在運行，而這也正是蛋的形狀！就連地球，大家都覺得地球是圓形的，但其實不是絕對的圓形。如果我們把地球切一半，也會發現地球是橢圓形的（精確來說，是一個在旋轉的橢圓體）。橢圓和蛋是宇宙的形狀。這樣的形狀可以保護新生命不會在錯誤的時間受到大地的影響，使宇宙力可以進入，在這裡也就是可以進入到生命當中。因為生命是隨著太陽光、從宇宙而進入的。

　　一顆蛋就是一個完整的生命體。這也就是為什麼一個新的生物，如一隻小雞，可以從蛋當中長出來。這個過程已經被研究透徹了。未

來的小雞就是黃色的蛋黃。因此很明顯的，蛋黃裡含有濃縮的生命形式，也就是「有心魂」的生命。過去的人知道這件事，如今我們在某種程度上也還知道一些。我們會用一或兩顆蛋黃混合一點蜂蜜及紅酒，提供給復原中的病人飲用。不過，這不可以拿給病人喝，因為病人應該利用自身的力量來戰勝病原體。對病人來說，要消化一顆蛋已是一種額外的負擔了。而正在康復的人是正再重獲力量，所以可以從蛋黃的強大生命力中得到益處。如果一顆蛋煮的過老的話，它便會失去這種強大的生命力，而這一生命力在生的蛋或是煮的較嫩的蛋中還是依然存在的。

同樣，人們在很早以前就瞭解到，在蛋中存在的這種濃縮生命力其實正是一種「有心魂的」生命力，因為，當時人們也把蛋當作性激素來使用。

今天，人們也給很小的孩子吃蛋。這個原意是好的，不過這樣做卻是在孩子未準備好的階段就引進外來的生命力。小孩子大概要到三歲以後，整體的消化組織才能或多或少處理這一類的食物。青春期吃太多的蛋也會有問題，這種「有心魂的」生命力進入，可能會跑到性的方面，而年輕人在這個年紀往往就已經在對付這方面的問題了。

今天，蛋的平均食用量比一個世紀前高出許多。然而，由於今天動物養殖與餵食的工業化，所以人們對於蛋裡面是否還有相同的生命力，存在著疑慮。

然而，近年來我們也聽說了很多不要吃蛋的警告，特別是蛋黃，因為蛋黃當中含有高含量的膽固醇。我們之後會再詳細談這個主題（第127頁）。

各種脂肪與其效果

　　富含脂肪的食物總是被認為是好食物，因為相較於蛋白質和碳水化合物，脂肪會讓我們覺得更加滿足，而且這種滿足感也更持久。如今這種現象已經可以被量化了。相較於一公克的蛋白質和碳水化合物各有4.1卡路里的「營養價值」，一公克脂肪有9.3卡路里，是蛋白質和碳水化合物的兩倍之多。

　　前面已經談過，植物基本上是由碳水化合物組成，動物與人類的維生物質則是蛋白質。脂肪在植物和動物、人類裡面都有出現，因此佔據一個中間位置。脂肪是一種食物，因此也包含生命，但脂肪裡面一定有什麼特殊之處，是其他兩者所沒有的。脂肪到底有什麼特性呢？我們或許可以從植物生產脂肪的方式來一探究竟。根部完全沒有脂肪，葉則含有一點，但**所有**的種子都有油脂，也就是液態的脂肪。種子的特性是什麼？它保存了植物的濃縮生命。這一生命只有在種子發芽時才再度顯露出來。種子通常都在開花後的果實裡發展，且出現在植物的頂部。這些部位因而會暴露在最強的宇宙之光裡頭。這就顯示了，脂肪其實不屬於地球。事實上，脂肪比碳水化合物或蛋白質都更輕，甚至也比水更輕。這意味著，脂肪至少會在水的領域之上，也就是生命的領域之上。只有一些例外的植物會在果實裡製造脂肪，像

橄欖、酪梨以及椰子。

　　只有一個例外：花生是在土壤裡成熟的，這也是為什麼在德文裡它被稱為「地核果」（Erdnuss）。它顯然是違反植物天性的，甚至從油脂化學的角度來看都很明顯。同樣的，這並不是說我們就不應該使用這種油。花生油非常輕，而且活性低，所以它幾乎不會腐臭，很適合拿來外用，像是按摩油，但絕對不大適合用做營養用途。

　　所有的動物都會製造脂肪，高等動物則有特定的脂肪組織。一般而言，動物性脂肪比較固態，也就是說，比起液態的蔬菜油，動物性脂肪要在比較高溫下才會融化。不過，這種事也要看外在溫度。在比較寒冷地區生長的植物，它所製造出的油熔點比較低（如亞麻子油），相反的，熱帶地區植物所製造的油則有比較高的熔點（如椰子油）。

　　同樣的情況也出現在動物世界裡。舉例來說，如果我們將西班牙南部溫暖氣候下的羊脂，拿來跟英國北部的羊脂作比較，我們會發現南邊的羊脂明顯有比較高的熔點。下面的實驗也可以顯示出這種關係。將一群年輕豬隻飼養在30~35℃的環境中，另一群則飼養在0℃的環境，後者的脂肪熔點會比飼養在較高溫環境下的動物還要低2℃。

　　熔點有什麼意義呢？要使固態的脂肪變液體，我們會需要加熱。因此，原來就是液體的油裡面一定有內在的溫暖。上述的例子說明了，生活在寒冷氣候下的動物必須在自己裡面製造更多的熱，因此牠

們的脂肪熔點會比較低。熔點越低，代表**內部**有越多溫暖。

很重要的是，人類脂肪的熔點平均而言比動物脂肪還要低。這說明了，人比動物擁有更多的內在溫暖。我們不僅僅是在談身體的溫度而已，也是在談已經被內化而變為物質的熱。

我們必須將人和動物的脂肪，區別為保存、儲存的脂肪，以及在器官或原生質中的脂肪。原生質中的脂肪是每個細胞都有的一個正常部分，其分佈是看不見的。而另一方面，沉積的脂肪則出現在皮膚下的脂肪組織層，會特別堆積在身體的某些區域，而很大程度地形成身體的身形（或者「圓滾滾」的身材）。脂肪沉積是一種生命的儲存，但不會涉及一般的新陳代謝，其熔點相對來說是比較高的。器官中的脂肪則有高度的活性，熔點也比較低。（這些「隱藏的」脂肪主要存在在肉與蛋之中，是一種器官脂肪，很有活性，也是我們現在會警告大家小心食用的。）我們會發現，脂肪的熔點就代表著它的生物活性。這也是為什麼我們不能將牛奶脂肪，也就是奶油這種器官脂肪，等同於牛肉脂肪這種沉積脂肪，雖然這兩者都來自於同樣的動物。

從上述實驗和脂肪的特性中，我們可以說，脂肪其實是種內化的熱——不像碳水化合物是濃縮的光。換句話說，脂肪在本質上屬於大地以上的區域，而這個區域是生命力的源頭；而碳水化合物則完全是從天上來到地上，然後才一部分「變成大地」，就好像樹木那樣。

脂肪的活性與其內部的熱相關聯，而其內部的熱會表現在低的熔

點上。這造成了一種很糟糕的簡化——蔬菜油脂（液態）= 好油，動物油脂（固態）= 壞油。很容易就可以發現這種說法不可能是真的，因為椰子油就有非常高的熔點，而鯨油，這種絕對來自於動物的油脂，熔點則非常低。

當然，化學家在很久以前就已經研究過這些脂肪熔點差異的原因。一方面是脂肪酸**長度**的不同，另一方面則是因為**飽和**的程度。脂肪酸越長、越密集，熔點就越高。飽和度的意思是，所有可能的鍵結都被「佔領」，也就是這個脂肪無法再與任何東西結合，這使它實質上擁有無限期的保存品質。這也表示生物體無法輕易分解和消化這種脂肪。飽和脂肪的熔點永遠都比非飽和脂肪高；它們已經被凝固起來了。

非飽和脂肪代表脂肪有一個或一個以上的「雙鍵」，仍然可以結合其他東西，也因此更容易受生物體的消化液影響。不過，非飽和脂肪也容易接收氧而壞掉，也就是產生腐臭。

以四種長度相同、只有雙鍵數不同的脂肪酸為例，就可以看出雙鍵對熔點有多大的影響。

<u>熔點（以攝氏表示）</u>

硬脂酸　+70°

油酸（一個雙鍵）+13°

亞油酸（兩個雙鍵）　- 5°

亞麻酸（三個雙鍵）　-11°

這種雖然脂肪鏈長度相同，但熔點卻越來越低的情形，顯示出這個物質內在透過雙鍵被溫暖及活化起來。因此，有活性的脂肪很容易就會被生物體分解和消化吸收，而能提供生物價值。這些脂肪其實原來叫做維他命F。不過，這種「開放性」也代表高度不飽和的脂肪非常容易因為空氣中的氧、熱和光而改變性質。這會導致脂肪腐壞、無法消化，甚至產生有毒物質。因此，這些有活性的油絕對不能拿來油炸，且必須要保存在隔離光、空氣與溫暖的環境。

生物性價值的概念導致了某種簡化：越不飽和（雙鍵越多）的脂肪越好，因此現在「富含不飽和脂肪酸」就代表著品質很好。不幸的是，實情並非如此，這種觀點太過狹隘。雙鍵的位置和角度也扮演重要角色。有三個雙鍵的脂肪酸（例如有高度活性的亞麻酸）雖然有非常高的熔點（+48°C），卻沒有什麼生物活性。這種脂肪酸可以在無法食用的木頭油中發現。除此之外，「富含不飽和脂肪酸」的這種說法，舉例來說，形容人造奶油「富含不飽和脂肪酸」，並沒有告訴我們產品內其他部分的飽和脂肪酸含量。因此要評估脂肪的品質，脂肪的起源與加工過程，和不飽和脂肪酸的量是一樣重要的。

另外一種常見的、用來確保品質的說法是「純植物油」。這是因為奶油在近幾十年來惡名昭彰，大家說奶油的不飽和脂肪酸低、飽和脂肪酸高，而且更重要的是說奶油裡含膽固醇，會造成心臟病和許多其他疾病。

這裡面到底有多少是實情呢？

奶油

在德文裡說「所有東西都在奶油裡」，就表示所有事情都很順利。在過去，人們覺得奶油就是最有益、最舒服的東西。

奶油是透過特殊加工過程取得的牛奶脂肪。不過，它不只有脂肪而已。法律規定，奶油中的脂肪不能少於80%，水分不能多過20%。奶油是用結塊牛奶取得的鮮奶油（cream）所製成。鮮奶油會被一直攪拌，直到奶油（脂肪）與酪奶（蛋白質與水，buttermilk）分開為止。

奶油顯然是一種牛奶脂肪，也就是一種器官脂肪，其組成完全與沉積脂肪或甚至動物肉裡面的器官脂肪不同。根據加工方式的不同，可被區分為：

1. 由未酸化的殺菌鮮奶油製成的**鮮奶油**（cream butter）

2. **酸鮮奶油**（soured cream butter），由酸化的鮮奶油製成。鮮奶油以乳酸培養來酸化，再製成奶油，這種酸化過程會使典型的奶油味更加濃烈。

3. **農場奶油**（farmhouse butter），也是用酸化的鮮奶油製成，但未殺菌。這種酸化是來自奶油自然發酸的過程。味道通常會非常強烈，而且比其他奶油更不好保存。

4. **澄清奶油**（clarified butter，亦稱脫水奶油、液體黃油）。經仔細的加熱過程將水蒸發，所以基本上已不含水。因此澄清奶油可以保存久得多，更重要的是適合拿來油炸。

如果我們將奶油和其他脂肪比較一下，便會發現奶油的成分種類多得多。到目前為止，奶油中已發現了76種不同的脂肪酸，沒有任何其他的食用脂肪或油品可以比擬（很多油裡面只有不超過5種的脂肪酸），這些脂肪酸有長有短、有飽和有非飽和，有一、兩個，甚至四、五個雙鍵。

這種廣泛性，也就是種類眾多，究竟有什麼涵義呢？這是一種典型的人類現象，因為動物總是某種程度上分化了，植物更是如此。但相反地，廣泛性卻是人發展初期會出現、或說應該出現的特性。每一個年輕的孩子都具有全面性的天賦，再之後才只發展出特殊的性向。即便是動物在胚胎發展時期的廣泛性也遠遠高過後來。大自然製造出奶這種廣泛性的食物，就是要符合這個特性——畢竟奶是要給新生兒的食物。

如上所述，食物的影響不僅僅在其成分和來源而已，還有它加工的過程。脂肪在進入血液之前必須要先在腸子中被乳化。健康的人在吃過一頓油膩的餐點後大約三或四小時，血清就會變得混濁，幾個小時以後又會再次恢復。這種混濁的程度和時間長短，取決於所食用脂肪的性質。一般而言，比起高度非飽和的脂肪酸，硬的、飽和的脂肪會使混濁程度更大。也有可能因為其他因素而縮短混濁的時間。這種

脂肪混濁度的測試（血脂測試）可以讓我們對脂肪的生物價值有一些粗糙的概念（見下表）。從測試中可看出，加熱脂肪會大幅降低脂肪的生物價值——僅管脂肪酸的成分並未改變。

表一 根據血脂測試不同油品和脂肪的生物性評估

	得分	測試的脂肪	製造方式	調理方式
正評分	160	小麥胚芽油	冷壓、生的	生食
	157	亞麻子油	冷壓、生的	
	133	葵花油	冷壓、生的	
	132	農場自製奶油	未殺菌、生的	
	126	鵝油	生的	
	120	豬背油	生的	
	100	奶油	生的	
	81	健康食品人造奶油	生的	
	50	花生油	冷壓、生的	
	28	一般人造奶油	生的	
	20	葵花油	冷壓、100℃	加熱
	6	雞油	100℃	
	2	健康食品人造奶油	100℃	
負評分	1	奶油	100℃	
	31	鵝油	100℃	
	52	豬油	100℃	
	70	日常食用油	100℃	
	73	一般人造奶油	100℃	
	74	奶油	200℃	
	98	日常食用油	200℃	
	98	一般人造奶油	200℃	
	107	羊油	100℃	
	111	牛肉油	100℃	
	127	鵝油	200℃	炸
	140	豬油	200℃	
	160	硬化蔬菜油	200℃	
	175	牛肉油	200℃	
	188	羊油	200℃	

Bober H., Medizin und Ernährung 3, 12（1962）, pp.269-274.

上表顯示，具有高度活性的油脂，像小麥胚芽油和亞麻子油，的確有其專屬的生物價值，但只有在這些油還是生的時候才是如此。排行下來的是未被消毒過的生的農場奶油。值得玩味的是，葵花油會受加熱影響，而且不管對哪一種油而言，炸都有負面的效果。

　　這其實不真的那麼讓人訝異，因為一個人或者一個物質越敏感，就代表著它也越容易受到攻擊。也就是說，油脂越有活性，使用時就應該要越謹慎。亞麻子油最為人所知的便是它的高活性，也就因為這樣，所以亞麻子油需要與光線、空氣（氧）以及熱隔絕，因為這些因素都會改變亞麻子油。把亞麻子油暴露在外面，會使它變硬，最後變成亮光漆。

　　這就是為什麼高活性的油脂絕對不能拿來油炸！只有一般用油，裡面包含一些飽和（穩定）脂肪酸的油，才適合拿來油炸，像是橄欖油、培根油（豬油），當然還有澄清奶油。椰子油也可以用來油炸，因為椰子油活性低，高溫時不易變質，比所有其他市場上販賣的的油炸用油都更適合。必須知道，這些油擁有好的油炸品質，其代價卻是很差的生物價值。前面所提到的脂肪或油脂，都來自大自然，它們不是完全沒有活性，但夠耐操。油炸會帶來高溫，油脂能承受的溫度越高，就越適合拿來油炸。今天，技術上很容易就可以製造出完全硬化的脂肪，這種脂肪可以加熱到高溫，而且（幾乎）可以無限次數的重複使用。就算把這種脂肪暴露在陽光下，也不會變壞。它已經飽和到一種程度，完全不會變質了。可是，研究顯示這種脂肪會造成新陳代

謝系統的負擔。有關油炸的問題，端看你如何看待。當然，健康的人可以承受油炸。在古代，人們將油炸或燒烤視為節慶場合的料理，不是像今天這樣每天食用。炒食物，也就是用一點奶油、芝麻油或橄欖油短暫炒一下，是不會有問題的。這裡指的油炸是將食物浸泡在油裡面，或者讓食物留在油中很長時間的烹調。

透過燒烤和油炸的高溫，會釋放出令人愉悅的香氣和風味，這種美妙的程度是再怎麼樣蒸煮也無法比擬的（火烤或者烘烤也可以達到這種效果）。不過我們必須知道，油炸和燒烤會給肝膽系統增加壓力！只要吃的適量，正常健康的人完全可以應付這種壓力。可是，油炸、燒烤或烘烤的產品（如咖啡！）與日俱增。因此跟過去比起來，有越來越多人肝臟更加衰弱了。

人造奶油

從古時候開始，人們就將「肥」與豐盛、「瘦」與貧乏畫上等號。在艱困時期，像戰爭期間，總是會有「油脂缺乏」的情況發生。拿破崙三世在預備要對抗普魯士王國的攻擊時，就已經意識到這個問題，且知道這個問題會對戰事進行造成影響。在他經歷慘敗的克尼格雷茨戰役（1866年7月3日）幾週後，他便下令研發一種便宜的油脂，可以易於運送與保存，懸賞10萬法郎（在當時是天價！）。經過許多實驗，「歐里歐瑪琪琳」（oleomargarine，人造奶油的舊稱）被製造出來。當時市面上稱之為「合成奶油」或「平價奶油」，還有其他更

多名稱，而「人造奶油」（margarine，也稱為瑪琪琳）這個名字經過一段時間後才勝出。一開始，人造奶油百分之百是以牛肉脂肪製成，後來蔬菜油及當時很便宜的鯨油也被用來製作人造奶油。但這些液態油脂要先硬化，才能抹在麵包上。於是脂肪硬化的程序被研發出來，讓氫連結到非飽和的脂肪上，使脂肪「變飽和」，這便提高了油脂的熔點。油脂的味道也會失去，這對除去鯨油味道很重要。便宜脂肪的大量生產道路變得暢通。接續而後的幾十年，又有了更多持續性的進展。「合成奶油」變為自成一家的產品，不再像奶油了，但對許多消費者而言，它更好，更有價值也更健康。所以，今天那些「見多識廣」、會謹慎選擇健康食物的人，就會去吃人造奶油。

這種改變是從何而來的？就是基於一篇科學研究。俄羅斯科學家用含奶油與蛋的食物餵食兔子一段時間，結果這些動物的血管中顯示出大量的沉積物，也就是膽固醇。這種沉積物在患有動脈硬化的病人身上也有。時間久了，這些沉積物會鈣化，造成心臟病。人們以為他們終於「發現」了沉積物的來源——奶油和蛋。最後不只是找到了這種老年常見變化的起因，也找到了許多其他疾病的元凶，其中最重要的，就是恐怖的心絞痛，可能引發心臟病發。結果是一場獵殺的開始，將膽固醇看做老年相關疾病與其他一些問題的根源。

不過，有一個重要的事實卻被忽略了。最初的實驗設計在基礎上就有問題，因為兔子在正常情況下根本不會吃奶油跟雞蛋，牠們的生理機制根本不是設計來處理這些食物的！餵兔子吃那些完全不自然

的飲食，牠們必然會生病，因為那些食物違反牠們的天性。由於這點沒有被考量，所以實驗的結論也無效。雖然如此，膽固醇的警告已公開，而宣傳也已全面展開。大多數從未聽過膽固醇的人，卻會有人大肆其保證，這個會導致心臟病及其他症狀的「危險」物質絕對不會出現在某個食物裡面。（我們會在後面更詳細地說明膽固醇。）

一直到150年前，一般營養內的脂肪含量都還是非常低的。大多數人當時都貧窮且飢餓。這導致了某些特定的疾病，像是結核病。結核病在營養缺乏脂肪時會更容易發生。脂肪總是遠比馬鈴薯、麵包和豆類等窮人食物來得更昂貴得多。但脂肪總是更令人感覺滿足，因為裡面所含的卡路里是碳水化合物或蛋白質的兩倍以上。因此人們知道，結核病最基本的治療方式就是高脂飲食。社會的逐漸繁榮代表脂肪食用量的大幅提升，這是結核病消失的主要因素。近幾十年來，「富人」的飲食已經或多或少成為所有人的飲食方式了，脂肪相對而言變得便宜。因此，越來越多的脂肪被食用，甚至多到對人體不好的程度。無法避免地，這導致了與結核病完全相反的疾病——所有東西都變成了脂肪，特別是肝臟（「脂肪肝」）。如今這個情況已經非常普遍，卻往往沒有被留意。（但是，肥胖人口的劇烈增加，特別在西方國家，起因不在於脂肪的食用。那是因為過度攝取「空洞的」卡路里，特別是糖。不過也還有其他原因。）

過重、脂肪肝及血管中的脂肪沉積問題，最終使醫學界發出警訊：留意動物性脂肪，除此之外，也要留意當中含有的膽固醇。永遠

都是這樣，簡化的資訊會帶著高度的暗示性，人們開始對動物性脂肪產生恐慌。於是今天，「低脂」變成了品質的代名詞。這到底有多少是正確的呢？

這是一種心理現象，當人們注意到某個極端有害時，會傾向從這個極端走向另一個極端，卻沒有發現兩個極端其實都有害。一旦人們發現過度攝取脂肪會導致生病，簡單的邏輯就應該是要限制食物中的脂肪量。不過，這會使他們的食物變得少了許多樂趣，因為菜餚只有加入足夠油脂才會美味。美味，等同於「好」。這就是為什麼會產生出一種需求，不是要去減少脂肪，而是研發像脂肪、可以像脂肪一樣使用的產品，但它卻又不是脂肪。各式各樣的「輕」產品就因為這種恐懼而獲益，「低」脂、「低」糖、「低」尼古丁等等。

人們對動物性脂肪的恐懼，使人造奶油製造商得以大量獲利，他們可以說人造奶油是純植物產品、零膽固醇、富含不飽和脂肪酸等等，因此比奶油更高級。

不過，真正的情況是怎麼樣的？如前所述，把所有的「動物脂肪」都歸為一類並不恰當。我們已經談過牛奶脂肪，也就是奶油，有廣泛性，在各種脂肪中佔據中間位置。同時奶油可以在麵包上被抹開的特性——相較於油品和動物脂肪——顯示出它剛好在中間的位置，標示著液態到固態脂肪之間的轉換。

這剛好就是人造奶油製造商所面臨的問題：如何讓人造奶油能夠

達到可以抹開的半固體狀態？解決方式就是降低熔點來固化脂肪。今天鯨魚已幾乎滅絕，所以不再能夠取得便宜的鯨油。這也就是為什麼今天任何的人造奶油，包括最便宜的，也都宣稱是「純植物油」。它們主要使用的是菜籽油（rape oil其原料為歐洲油菜，大多生長在歐洲）。在中歐，歐洲油菜幾乎全都是為生產人造奶油而種植，種植它甚至還能因而獲得補助！很明顯的，在過去大多數人都不覺得菜籽油的味道吸引人，這也是為什麼菜籽油主要被用在科技上，例如拿來為機械上油。後來，攝取實驗發現了驚人的結果。研究發現，餵七種不同動物吃菜籽油，全都造成動物*嚴重的心臟損害*。大家會想說人們會因這個研究結果而有所行動，但唯一產生的後果只是建議再去「了解一下」菜籽油在人類食用上的情況。

到這裡，我們面對的不是一般的心理問題了，也是經濟問題。當某種東西被證實有害時，我們到底應該怎麼做？與其完全不要這種有問題的東西，不如找出有害的成分，然後努力去除或降低該成分。這個情況也發生過，咖啡中的咖啡因、香菸中的焦油——菜籽油中的芥酸（erucic acid）。歐洲油菜含有高達40%的芥酸，被認為是「罪魁禍首」，但人們沒有撇棄掉歐洲油菜，而是研發出低芥酸的品種。正確來說，新品種仍然含有1或2%的芥酸。人們用選擇性育種的方式，卻忘記了植物是一個整體。用選擇性育種干預了某一部分，也就不可避免地會對其他特性造成影響。舉例來說，今天可以種得出沒有刺的玫瑰，因為玫瑰的刺被認為「很麻煩」，但拿到玫瑰的人會發現這種玫

瑰不再有香味。透過選種而去除芥酸，並不代表菜籽油就會變成理想的脂肪。很古怪的是，大部分用菜籽油所製成的人造奶油，被全世界所謂的科學家推薦為可以預防心臟疾病的油脂。順帶一提的是，花生當中也可以找到芥酸，至於花生不尋常的特質我們先前已經談過。當然，也有在包裝上宣稱只以葵花油製成的人造奶油。

油類要能夠被抹開，就要經過硬化。如今硬化的方法已經完全被研究透徹，技術也幾近完美。使不飽和脂肪酸擁有生物價值的雙鍵，不是變得「飽和」（用氫連結），就是被替換（這種技術稱為「部分硬化」）。無論哪個方法，熔點都會升高，但生物價值會下降！這讓油脂變得可以塗抹，就像奶油那樣。當然，也有可能在事後加入未經處理、還具活性的油（這時就可以宣稱人造奶油「富含不飽和脂肪酸」），但就需要又硬化更多這些油脂。然後為了結合兩者，還得添加乳化劑。有機的人造奶油是用天然的硬脂肪製成，像是棕櫚油或椰油。這樣就可以宣告該產品「不包含任何硬化脂肪」（椰油自然狀態下就是硬的，也因此是飽和的）。

因為人造奶油中的脂肪經過層層改變，所以當中大部分的脂溶性維生素都已經被破壞殆盡。因此法律規定，人造奶油需要人工添加維他命A和維他命D，否則人們可能會有嚴重的營養不足問題。在德國，法律也規定必須要在人造奶油當中添加一些澱粉。法律不允許奶油混合其他東西，如果有混合可能就更容易被檢測出。

了解脂肪的化學，就可能改變脂肪，製造出完全符合消費者期望的脂肪。這裡的問題在於，生物性價值完全被忽略了。舉例而言，高度飽和的脂肪專門被用在麵包交易上，我們稱之為「起酥油」。這種油似乎不是硬的，因為有10~15%的氮被混在裡頭，使它又輕又綿密。所有這些工業加工且高度分化的脂肪，都是為了迎合消費者（麵包師、主廚、家庭廚師）的期望而生產，這些人只對烘培的特性和產品最終的外觀感興趣而已——而這些部分又表現得很優秀！當脂肪那麼容易使用、效果又那麼棒的時候，誰還會去質疑它的生物價值呢？人們沒注意到，在追求這種「完美」的過程中，食物本身真正的味道也被犧牲了。

　　脂肪的最終發展是「無脂的脂肪」。如前面所言，脂肪的營養價值遠超過碳水化合物和蛋白質。結論是，脂肪產生肥胖。這是真的，但只在一定的限度內才算正確。生物體能夠在新陳代謝系統中自由處理三種生命物質——碳水化合物、蛋白質和脂肪，例如從糖製造出脂肪。人們還是非常不合理地在害怕膽固醇。膽固醇作為一種脂質（lipoid），它「像脂肪」，又可在「隱藏的」脂肪中被找到。對那些害怕脂肪的人而言，顯然結論就是，限制脂肪的攝取量，如前面所提，但這代表要做出犧牲。當然，沒有人想這麼做，因為這樣一來脂肪的香味就沒了。因此會有「輕」產品出現，那些東西是「彷彿相同」，但實際上「從來不是」。

　　這種趨勢持續延燒，無咖啡因的咖啡、無糖的糖、無鮮奶油的咖

啡奶油（奶精）、無肉的熱狗或「肉」丸（素料）等等。這些東西給了消費者近乎完美的幻想，讓人們可以犯罪卻又不覺後悔。這讓人們在食用這些東西時，可以趕走良心的譴責。舉例來說，德國一個低脂產品的商標就叫做：「你也可以！」

這就是為什麼美國會研發出無脂脂肪的原因。名字本身的矛盾性就說明了，這個物質在化學上是一種脂肪，可是身體卻辨認不出它是脂肪，因此它不能被新陳代謝系統分解，也不能被身體吸收，而會完全保持不變、與排泄物一同排出。這種「脂肪」完全無味，就和現實中所有硬化脂肪一樣。不過，它的確可以創造出脂肪在嘴巴當中的那種典型口感，餐點的滋味變得「圓滿」而完整，讓人喜愛、無法忘懷。

無脂脂肪，正式名稱叫無熱量油脂（olestra），是用含有八個脂肪酸的聚合糖所製成。製造商美國寶僑公司（Procter & Gamble），早在1971年便取得專利。不過，到無熱量油脂真正取得允許而以「歐林」（Olean）這個品牌名稱進行販售之前，卻是歷經了25年的討論，以及125,000頁的專家意見。截至目前為止，它也只被用來製作馬鈴薯片和其他點心食品，也就是這類（通常）會有限度食用的食物。從那時研究就發現，這種產品可能會引發腹瀉（正如預期），也會抑制脂溶性維他命的吸收，如維他命A、D、E、K。雖然如此，但這種產品勢必還是會在全世界大獲全勝，畢竟它可是耗費了將近2億美元才研發出的便宜無脂脂肪。

膽固醇的問題

　　什麼是膽固醇？科學家早在18世紀時就以脂肪臘的形態找到膽固醇，後來又在膽結石中發現它，膽固醇一字（chole-sterol）在希臘文中的意思就是「固化的膽」。它是一種類似脂肪的物質（脂質）。研究顯示，身體每一個細胞的細胞膜都含有膽固醇，它使細胞膜可以有限制性，並在物質傳輸方面有極大的重要性，具有調節功能。因此，膽固醇是一種存活必需的物質，更是合成代謝過程的物質。這就是為什麼可以特別在蛋黃之中發現膽固醇，蛋黃會發展出未來的胚胎。膽固醇也出現在奶當中（當然，量就少得多），以供應嬰兒生命力，奶油裡也有。在人體中，腎上腺外層有特別高的膽固醇含量，合成代謝的刺激就是由這個器官所傳輸的。

　　膽固醇同時也是許多重要的生命物質的原生父母，例如膽酸、雄性與雌性賀爾蒙、身體本身製造的腎上腺皮質素，以及維他命原D。人體若沒有膽固醇，就絕對無法製造出這些物質！膽固醇是一種對生存極其重要的物質。後代子孫會覺得很困惑，我們這個時代怎麼會使膽固醇冠上如此的惡名。現在已經有科學家發現膽固醇不是那麼糟糕了。*(14)*

　　當然，事實顯示，膽固醇含量的升高是會生病的，可能導致動脈

硬化症。不過任何物質都是這樣！血糖含量升高也同樣會生病，就像尿酸含量升高一樣。至於所「升高的」膽固醇的數值是多少，這恐怕要暫且先擱置一下；這一數值在醫生那裡也是存有爭議的。以前，膽固醇的數值在300毫克/分升（譯注：分升 = 1/10升）時，都還被視為是正常的，因為很多人的膽固醇數值顯示為250至300毫克/分升之間，他們也沒有出現任何趨於動脈硬化症的跡象。最近五十年來，這一「正常的數值」已經被不斷地往下修正為200毫克/分升，而這一標準往往只有通過藥物的幫助才能達到。然而無論如何非常清楚的一件事實是：膽固醇的數值超過300毫克/分升的話，就是偏高了，而且會導致疾病的產生。但問題「只是」在於這些升高的量究竟是從何而來的。

就膽固醇而言，人們很快就發現「罪魁禍首」——食物。人們沒有發現先前所提的兔子「基礎」實驗（第120頁）完全是建立在錯誤的前提上，因而才會有同樣明顯的錯誤發生（而且還沒注意到），就如同狂牛症（第21頁）那樣。但是多年來，人們卻說食物中的膽固醇要為動脈沉積及相關疾病負責，像是心臟病就是其中一例。沒人注意到一個事實，那就是身體本身也會製造膽固醇。自身製造的膽固醇含量難以測量，頂多只能被估計出來。就像不同的作者會創造出不同的角色一樣。一個身體內膽固醇總含量若為200克，一天中自己製造的膽固醇含量約為5到8克。100克奶油所含的膽固醇大約是280毫克。因此，就算吃很多奶油，這種量也沒有多大的影響。（肉的膽固醇含量比奶油高，但也只是毫克的量而已。）僅管如此，這卻讓全世界很多人將

奶油（不是肉！）認定為是危險食物，而建議大家食用人造奶油來取代。一顆蛋平均只含280毫克以上的膽固醇，就算食用三顆蛋也還攝取不到1克的膽固醇，這比我們「自己製造」的膽固醇量少多了。

僅管如此，但在這種富裕的時代，也不能說我們在脂肪、肉及蛋的攝取就一定是可接受的量。

最近這幾年研究才發現，要為這些疾病負責的並不是膽固醇本身，而是因為食物經過高溫加熱、接觸光與空氣（氧氣），才造成膽固醇提升，也就是說，該負責的是不當的食物儲存。膽固醇是一種活性物質，它有一個雙鍵，這先前談脂肪時曾提到。膽固醇就是不會沒有活性。如果沒有了活性，那一定是有其他理由導致它沉積在血管之中。一直到最近幾年，科技上才將膽固醇的不同階段分辨出來。研究發現，膽固醇氧化後的產物極度危險，並找出了超過80種的產物。就算只是吃到其中一點點的量，也都可能在24小時內造成血管的劇烈改變。相反地，純的新鮮的膽固醇則完全沒有問題，可以被分解。因此很有可能，沉積的膽固醇是來自食物中，只不過不是來自吃到的新鮮膽固醇，造成危險的是膽固醇老化的產物。這種老化產物在過去都沒被考量到過。如此看來，真正有問題的並非膽固醇的攝取，而是膽固醇的處理問題，更準確的說，是膽固醇的不當處理。這種情況和前面所述的牛奶、烤麵包問題都很類似。新鮮的蛋、新鮮的牛奶、新鮮的奶油都沒有問題，它們的膽固醇含量也沒問題。不過，脫水蛋粉（保存期很長的烘培產品）、奶粉、或者儲藏方式錯誤的奶油、高溫加熱

的奶油，就不見得如此了。

重點是，這個問題取決於處理食物的方式！眾所皆知，非洲馬賽族（Massai）的飲食幾乎完全仰賴奶、奶製品及肉類，而愛斯基摩人只吃動物脂肪和肉，這些人的膽固醇都沒有升高，也未得到相關的疾病。但需要考量到的是，這些民族只有在食物是新鮮的時候，才會把它們吃到肚子裡面。

因此，真正的問題不是新鮮脂肪攝取量的增加，也不是身體本身製造量的增加（這部分透過藥物可以降低）。真正的問題是在於是否吃進了錯誤處理的脂肪，或者身體本身製造的膽固醇是不是沒有充分分解掉。如果一個原來是活性的物質卻沒有辦法使用，就會被其他法則影響，像是重力的法則，也就是膽固醇沉積。歌德在<浮士德>中曾這樣形容這種一般性的法則：

凡是受自祖傳的遺產，

只有努力運用才能據為己有！

無用的物是沉重的贅瘤，

只有即時創造的東西才得心應手。

《浮士德》第一部 夜

舉例來說，糖也是這樣。如果身體無法使用糖，也就是糖尿病的情形，那麼糖就會被移除，溶解到血液中。膽固醇的狀況也是，如果無法運用膽固醇，那麼它就會脫離循環，因為它無法溶解，就只能在

血管中沉積。這導致動脈硬化，一種老年人常見的疾病。反之，如果膽固醇能好好被「據為己用」，也就是被分解一點，就會製造成那些先前提到的產物，像膽酸、性賀爾蒙、維他命原D、腎上腺皮質素。人年老時，這些東西的含量全都會減少，其減少的主因在於膽固醇**分解**的不足。所以，沉積的形成並不是真正的疾病，只是膽固醇分解不足的結果。

因此，當說到食物的時候，最好仔細考量食物是否被正確處理，而不是只考慮脂肪含量或非飽和脂肪酸含量等等。仍然保有活性的新鮮食物才能被身體掌握。當然，在這部分，也需要內在的活動力才行，這種活動力才能分解膽固醇。

活動也可以透過新陳代謝的加熱幫助膽固醇的分解。眾所皆知，活動可以使人保持年輕、健康。不過，也要注意我們所談的是*哪一種*活動。對人類而言，最典型的和諧運動就是走路；進入老年時，走路可以協助平衡，對健康與生命力都有助益。舉例來說，一天散步一小時能維持人的整體健康（不是指慢跑）。對年輕人來說，強烈的肢體活動也有益處，但對較為年長的人而言，*過度的*肢體活動反而會導致心魂的僵化。凡事都有適當的時間。對年長者而言，能製造輕微分解作用的**靈性**活動，會讓後續新的建構可以發生。這部分我們在討論乳酸時也談過，這同樣適用於膽固醇。那些靈性和心魂上（而不只是肢體上）很活躍的老年人都「常保青春」。（優律思美能讓身體與靈性一起完美地工作，這是一種由魯道夫‧施泰納所發展的動作藝術。如

果以適當的方式進行，優律思美適合各種年齡層。）

還有一個大家逐漸意識到、卻不知該怎麼辦的脂肪問題，就是肥胖。1980年，美國每四人就有一人被認定為肥胖。到了今天，趨勢上升，每三人就有一人肥胖！這也難怪人們認為脂肪就會造成肥胖。這種幾乎成為恐慌的恐懼感特別延燒到了所有的「天然」脂肪，而人們想出來的解決方法就是「輕」飲食、人造奶油或無脂脂肪，就是那些被錯誤處理的脂肪。但事實上，肥胖不只是脂肪食用的問題。如前所述，身體能輕易將蛋白質和低階的碳水化合物（如糖）轉化為脂肪。當血糖升高，胰臟便會分泌胰島素，那麼糖不只會轉換為肝醣，也就是肝臟中儲存的物質，同時也會轉換成脂肪。在此同時，還會防止脂肪溶解。因此脂肪製造的過程其實是由血糖的突然升高所觸發，而血糖的驟升來自嗜吃甜食（參考作者另一著作『糖──嗜好甜品』）。脂肪本身不會造成肥胖。只吃脂肪與蛋白質、其他什麼也不吃的愛斯基摩人就不胖。

不用說，任何食物吃太過量就會導致肥胖，但不是每個人都會。簡單觀察一下，有些人就算吃非常少也不會減少重量，而有些人吃很多，重量也不增加。體重並不單純只是攝取多少卡路里的問題，更關乎我們吃進的食物是如何被處理的，也就是人如何在處理物質。

施泰納指出，餵養人的不只是食物而已，人也透過其他感官在接收生命力。去想想本書開頭所言，就可以理解了。重要的並不是物

質本身，而是物質中所含有的生命，這些生命最終都來自光。這些影響能夠彼此補充的程度，視人的體質而定，有的人的體質就是非常圓潤，有些人就是比較瘦的體型。

有了肥胖，整個情形就變成了疾病了。飲食習慣的改變顯示，今天的人更常食用甜食、蛋糕、巧克力、冰淇淋等等。通常這些東西不只是「空的」卡路里，就像糖一樣，而且這些產品裡含有大量的硬化脂肪。這些硬化脂肪對新陳代謝來說根本就是「石頭」一樣——很難利用，因此身體無法正確處理這些物質，只好將它們放在脂肪沉積當中，或者如前所述的放到血管當中。

這也涉及心理因素，這在很久以前就已經被發現了。德文裡面會說Kummerfett，意思就是「擔憂肥胖」，就在表明吃是一種對其他事物不滿足的代償。但吃甜食其實和人覺得餓、或正餐沒吃飽而真的還會餓，都已經沒有關係了，也許是因為大家害怕脂肪，因此轉而尋求含糖的食物。大多數人如果好好吃完整的正餐，不再吃那些大多數含空卡路里、卻不能讓人止餓的「垃圾食物」，都可以回到他們天然的體質體態。這裡有個很弔詭的情況，就是研究發現，今天過重的人口大多數是比較貧困的人，特別是在貧困的年輕人族群。

在工業化國家中，隨著肥胖接踵而至的問題是**厭食**，這種抗拒吃東西也是一種心理問題。只有當我們對人及身體間的關聯有真正的理解時，我們才能真正明白肥胖與厭食這兩種飲食失調現象。這也是為

什麼，舉例來說，醫藥治療，大多數對這類疾病沒有什麼功效。先前曾經提過，食物能幫助人以正確的方式入世。這最終會是一個靈性的問題，它關乎人與世界的關係，食物是要達成這個目的的工具。在未來，我們必須要對這些事情有真正的洞察力、做出根本的改變。這不只涉及到我們對生命、對教育要有新的態度，也要對營養有不同的態度。

未來展望

　　毫無疑問，近年來人的平均壽命逐漸增長。許多人相信，這是現代醫藥的成就之一。但沒有被說出來的事情是，大多數過去會致死的疾病，在現代醫藥與疫苗出現很久**以前**就已大幅減少。還有一件事實是，今天逐漸衰老的人都有許多健康問題，需要長期治療。除此之外，今天的年輕人與兒童更不健康了，比古時候更常生病。這代表人的體質變得更為虛弱──而這絕大部分是營養問題。未來，我們有必要對這些事情有更明確的認識。更長的壽命以及拯救性命，不等同於更加健康。要更健康，很大程度需仰賴營養。

　　我們也須對物質的性質有更根本的認識。從今天物質主義的觀點來看，食物是根據內含能量以及可被測量的物質來評價的。這不是錯誤，但很單一。重點是還有一個完全不同的東西，也就是生命，也就是食物。生命是一種力量，無法只用物理或化學方式測量。當代思考方式的典型特徵就是，人們會一而再再而三的引述哲學家費爾巴哈（L. Feuerbach）所說的：「人就是他所吃的食物」。（在德文中，Der Mensch ist, was er isst.是一個文字遊戲：ist就是「他是」，而isst是「他吃」的意思。）這完全就是物質主義。如果這句話是對的，那麼一個吃很多雞肉的人應該就會逐漸變成一隻雞。人會被自己的消化功

能保護，而不會變成雞（見62頁），消化功能會使人與外來特性保持距離。但正確的是，人如果沒有吃正確的食物，那麼就無法明白生命中真正重要的事情。

要去克服這種物質主義的思考方式，去好好吃正餐也很重要。過去的人很注意這個。今日的人覺得吃正餐這種事很浪費時間，人沒有時間，所以趕快在各種事情間快速吃個點心就夠了，如果可能就在電視前面吃。這樣做最小的影響是味覺變遲鈍，甭提現在還會有人覺得自己在面對的是上帝的恩賜了。人們過去會在飯前禱告，飯後再次獻上感謝。但就連這種內在態度的感謝，今天也大部分被各種索求禱告所取代了。

本書一開頭曾引用司理修的話，餵養我們的不是麵包，而是神的光與靈性，說明了物質是力量的載體。如今，可以說正是時候，我們必須去了解哪一種力量存在於哪一種物質之中。關於這個，司理修也曾談及兩句。這兩句乍看之下似乎與前面那兩句話（見第7頁）相互矛盾，但事實上卻談的更深：

如果我們正確吃進麵包，麵包的確餵養我們。

天堂就是，我們所得來的。

這幾句話告訴我們，營養不只是生物性的物質，也是靈性的事情。這是今天的我們應該要知道的。當然，我們不可能「一路吃進天堂」，但營養卻可以幫助治療嚴重疾病。還有，好的營養對維持健康

是最基本的。高瞻遠矚、但卻不總是受到歡迎、也很少被真正了解的營養學家寇拉斯（W. Kollath）就曾諷刺地說：「大多數人是用刀叉在自殺。」這句話的意思是，在這個物質豐饒的時代裡，許多人都是因為吃的食物而使自己生了病，有時後果還生死攸關。

不過，我們從這些所衍生出的結論，並不是要大家「回歸自然」。在過去，人與自然世界之間有直接的關係，我們現在卻喪失了這些關係。如今，我們必須了解到底什麼是生命力，以及要如何運用生命力來發展靈性。在動物身上所進行的攝取實驗的確有很好的可信度，可以測量生物價值、物質中生命力的量。但這些無法告訴我們心魂與靈性發展的事情，也無法告訴我們疾病的起因。他們最多只能讓我們了解疾病會「如何」發展，卻不能說明「為什麼」、「有什麼目的」（參考作者另一著作『命中註定的疾病』）。

我們絕對不該撇棄我們在科技上的進展。但我們必須了解，科技來自於物理學，一種研究死的物質的學問。這也是為什麼科技本身就會摧毀生命。因此問題就在於，如何用清晰的洞察力來運用科技，而也只有這樣，才有必要妥協。寇拉斯說，食物應該保持越天然越好，原則上這是對的。不過，應該再強調一遍，我們也可以用適當的方式讓自然過程更往前推進一點，就如同乳酸發酵的例子那樣。

在實務上，這表示必須放掉某些愉快的習慣，這些習慣不僅不必要，長期下來甚至還會有害。本書中已經談了很多這種例子了。只

吃會讓人愉快的食物，而不是只在節慶場合才享用，不僅會造成心理上的改變，也會導致身體的生物變化。如今，重要的是必須了解營養所造成的影響不是表面的。營養所造成的影響比我們現今所普遍認知的，還要深遠得多。

註解與參考書目

1 Steiner R. *Health and Illness,* Vols. 1 and 2 [GA 348], Anthroposophic Press, New York 1981 and 1983.

2 燕麥片不是磨成的,而是經過碾壓變平。這個方法可以讓燕麥有比較好一點的保存品質,但不足以強化免疫系統。

3 Housemann/Wolff. *The Anthroposophical Approach to Medicine*, Vol3, Mercury Press, Spring Valley 2003.

4 *Pottenger's Cats.* Price-Pottenger Foundation 1983. La Mesa Cal. 92041, USA. Summaries of a number of scientific publications. ISBN 0-916764-06-0.

5 Kollath W., *Der Vollwert der Nahrung*[德文著作], Band 1 und 2, Stuttgart 1950, 1960.

6 *Schoeneck A., Sauer macht lustig!* [德文著作], Verlag Freies Geistesleben, Stuttgart 1990.

7 Wolff O., *Das Rätsel der Allergie,* Merkblatt Nr. 134[德文著作], Verein für ein anthroposophisch erweitertes Heilwesen, Berlin.

8 Steiger D., Möglichkeiten und Grenzen zur Erfassung der ernährungsphys-iologischen Qualität, in Meyer-Ploeger und Vogtmann, *Lebensmittel-qualität*. Karlsruhe 1991. 也可見 *Merkurstab* 1993, S.249.[皆為德文著作]

9 Wolff O., *Zucker—die suesse Sucht,* Merkblatt Nr. 151[德文著作], Verein für ein anthroposophisch erweitertes Heilwesen, Berlin.

10 Feingold B., *Why your Child is Hyperactive,* Random House, New York 1974.

11 Wolff O., The Hyperkinetic Syndrome, *Journal of Anthroposophic Medi-cine* 1993; 10:3-9.

12 Wolff O., *Home Remedies*. Floris Books, Edinburgh 2000.

13 Wolff O., *Die Leber—Organ der Lebenskraft*. Merkblatt. [德文著作] Verein für ein anthroposophisch erweitertes Heilwesen, Berlin.

14 Prof. Dr. med. Hartenbach W., *Die Cholesterin –Lüge* （膽固醇謊言）, Herbig Verlag, München 2009; 以及Dr. Colombani P., *Fette Irrtümer—Ernährungsmythen entlarvt* （脂肪錯誤—未揭開的食物神話）, Orell-Füssli Verlag, Zurich 2010. [皆為德文著作]

國家圖書館出版品預行編目資料

```
這樣吃,人生大混亂!：你從來不知道的食物力 / Otto Wolff作；
戴君玲翻譯. -- 初版. -- 臺中市：人智, 2014.03
    面；  公分
譯自：Was essen wir eigentlich?
ISBN 978-986-87522-4-5(平裝)

1.健康飲食 2.食物

411.3                                      103002265
```

這樣吃，人生大混亂！——你從來不知道的食物力

作　　　者	Dr. Otto Wolff
中文翻譯	戴君玲
審　　訂	許姿妙 醫師
美術設計	上承文化有限公司

出　　版　人智出版社有限公司
　　　　　　地址：台中市南屯區大容東街4號3樓
　　　　　　電話：(04)23109809
　　　　　　傳真：(04)23288156
　　　　　　網址：humanwisdompress.com
　　　　　　劃撥帳號／ 22727115
　　　　　　戶名／人智出版社有限公司

總 經 銷　　紅螞蟻圖書有限公司
　　　　　　地址：台北市內湖區舊宗路二段121巷19號
　　　　　　電話：(02)27953656
　　　　　　傳真：(02)27954100

版　　次　　2014年3月　初版一刷
定　　價　　250元
國際書號　　ISBN：978-986-87522-4-5（平裝）

Chinese language edition translated from

the English edition of the German original:

Was essen wir eigentlich?

Praktische Gesichtspunkte zur Ernaehrung

3rd edition, published by Verlag Freies Geistesleben, Stuttgart 2012

(ISBN 978-3-7725-2612-1).

Revised by Dr. med.Daphne von Boch.

Includes additional material by Dr. med.Daphne von Boch.

English language edition by A. R. Meuss, FIL, MTA, Daphne von Boch.

Editing by Andrea Eberly MD and Gerald Karnow MD

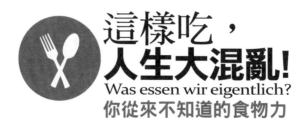

這樣吃，
人生大混亂！
Was essen wir eigentlich?
你從來不知道的食物力